ライターズファイル (五十音順)

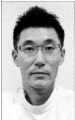

渭川 徹秀 (いかわ てっしゅう)

- 2003年 富山医科薬科大学(現富山大学)卒業
  大阪市立大学整形外科入局
  大阪府済生会中津病院整形外科
- 2005年 大阪市立大学医学部附属病院整形外科
- 2007年 大阪労災病院整形外科
- 2011年 大阪市立大学大学院医学研究科博士課程修了
  阪和第二泉北病院阪和人工関節センター整形外科
- 2015年 大阪府済生会中津病院整形外科

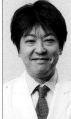

小林 秀 (こばやし しゅう)

- 2001年 慶應義塾大学卒業
  同大学整形外科入局
- 2002年 駒沢病院整形外科
- 2003年 厚生連魚沼病院整形外科
- 2004年 慶應義塾大学病院整形外科, 助教
- 2005年 済生会宇都宮病院整形外科
- 2006年 東京女子医大付属膠原病リウマチセンター整形外科, 助教
- 2008年 埼玉社会保険病院整形外科
- 2011年 稲城市立病院整形外科, 医長
- 2016年 慶應義塾大学病院整形外科, 助教

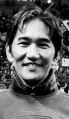

洲鎌 亮 (すがま りょう)

- 2000年 大阪市立大学卒業
  同大学医学部附属病院整形外科
- 2005年 大阪労災病院整形外科, 医員
- 2006年 大阪市立大学大学院修了
- 2007年 大阪府立急性期・総合医療センター整形外科・人工関節センター, 診療主任
- 2012年 大阪府済生会中津病院整形外科, 医員
- 2016年 大阪市立大学大学院整形外科, 病院講師

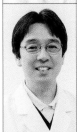

大越 康充 (おおこし やすみつ)

- 1983年 岩手医科大学卒業
  北海道大学医学部付属病院整形外科入局
- 1992年 函館中央病院整形外科, 医長
- 1998年 同, 診療部長
- 2007年 函館整形外科クリニック, 院長

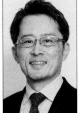

佐藤 卓 (さとう たかし)

- 1994年 新潟大学卒業
- 1998~99年 Hennepin County Medical Center(米国ミネアポリス)留学
- 2001年 新潟医療センター(旧新潟こばり病院)整形外科
- 2003年 人工膝関節の三次元設置位置評価に関する論文で学位取得
- 2007年 新潟大学工学部, 客員助教授
- 2009年 同大学整形外科, 非常勤講師
- 2014年 同, 臨床准教授
  新潟医療センター整形外科, 部長

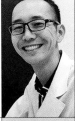

谷川 英徳 (たにかわ ひでのり)

- 2002年 慶應義塾大学卒業
  同大学整形外科学教室入局
- 2003年 立川病院整形外科
- 2004年 NHO 栃木病院整形外科
- 2006年 公立福生病院整形外科
- 2007年 慶應義塾大学整形外科学教室
- 2008年 都立大久保病院整形外科
- 2010年 川崎市立川崎病院整形外科
- 2012年 さいたま市立病院整形外科
- 2016年 済生会横浜市東部病院整形外科
- 2018年 米国 Straub Medcal Center 留学

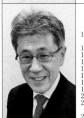

児玉 隆夫 (こだま たかお)

- 1985年 慶應義塾大学卒業
  同大学整形外科学教室入局
- 1986年 厚生連魚沼病院整形外科
- 1987年 総合太田病院整形外科
- 1988年 国立埼玉病院整形外科
- 1989年 慶應義塾大学整形外科
- 1990年 浦和市立病院整形外科
- 1995年 大田原赤十字病院整形外科
- 1997年 国立東埼玉病院整形外科
- 2004年 さいたま市立病院整形外科
- 2005年 埼玉社会保険病院整形外科, 部長
- 2014年 独立行政法人化にて JCHO 埼玉メディカルセンターに組織替えし, 副院長就任

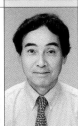

清水 耕 (しみず こう)

- 1984年 千葉大学卒業
  同大学整形外科入局
- 1994年 ワシントン大学(アメリカセントルイス)留学, Dr. Whiteside に師事
- 1997年 千葉労災病院整形外科
- 2003年 画像診断学会評議員
- 2011年 人工関節学会評議員
- 2012年 千葉ろうさい病院人工関節センター, センター長
  AAOS(アメリカ整形外科学会)で VTE 関連の発表をはじめ 23 回の発表を行い, Award も頂いている.

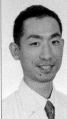

長島 正樹 (ながしま まさき)

- 2001年 慶應義塾大学卒業
  同大学整形外科学教室入局
- 2002年 北里大学北里研究所病院整形外科
- 2004年 埼玉社会保険病院整形外科
- 2006年 済生会宇都宮病院整形外科
- 2007年 慶應義塾大学整形外科, 助教
- 2008年 北里大学北里研究所病院整形外科
- 2012年 国際医療福祉大学三田病院整形外科, 講師
- 2015年 同, 准教授
- 2017年 同大学整形外科学, 准教授

整形外科最小侵襲手術ジャーナル

低侵襲TKAの最前線 MIS-TKA を再考する

＜Editorial＞ …………………………………………………………… 長島　正樹　　1

人工膝関節全置換術（TKA）の術前計画とその実践 ……………………… 大越　康充ほか　2

    TKA においては内側解離を行わなくても靱帯バランスが得られる．骨切り角度
    と骨切り量によって術後のアライメントと靱帯バランスが決定される．術前計画
    とその実践が重要である．

人工膝関節全置換術（TKA）のためのナビゲーション ……………………… 渭川　徹秀ほか　13

    人工膝関節全置換術におけるポータブルナビゲーションは簡便で手術時間を延長
    せずに，高精度で大腿骨コンポーネントが設置可能であり，加えて出血量も有意
    に減少させる有益なツールである．

人工膝関節全置換術（TKA）における中間屈曲位安定性
—インプラント選択と手術手技について—………………………………… 佐藤　卓　　19

    症状を呈する不安定性には，大腿骨の伸展位での過度な後方化と中間屈曲位での
    前方運動が関与しており，medial pivot 型は前後方向不安定性の予防に有利であ
    る．

人工膝関節全置換術（TKA）における膝蓋大腿関節
—関節圧と手術手技について—………………………………………… 谷川　英徳　　29

    人工膝関節全置換術術中の膝蓋大腿関節にかかる圧力が，膝蓋骨置換非置換，機
    種のタイプや手術手技によりどのように変化するかをまとめた．膝蓋大腿関節圧
    の臨床的意義は今後の研究により明らかになっていくと考える．

人工膝関節全置換術（TKA）セメント手技の基礎基本
—臨床成績の向上を目指した使用法—……………………………… 児玉　隆夫　　37

    正しい知識を持ってセメント手技を行うことはインプラントルースニングの防止
    に繋がる．その詳細な手技について述べたので，TKA の成績向上に役に立てて
    いただきたい．

Journal of Minimally Invasive Orthopaedic Surgery No.90

人工膝関節全置換術(TKA)の疼痛管理
―関節周囲多剤カクテル療法― ………………………………………… 洲鎌　亮ほか　47

関節周囲多剤カクテル療法の効果と実際のピットフォールについてまとめた．痛くない TKA を目指す医師にとっては，必読の内容である．ぜひ次の手術から試してみていただきたい．

人工膝関節全置換術(TKA)の出血対策 ……………………………………… 小林　秀　55

TKA 周術期の種々の出血対策についてまとめた．これらの対策により，自己血貯血や同種血輸血を要することなく駆血帯非使用でも TKA をストレスなく行うことが可能である．

人工膝関節置換術(TKA)後の DVT 対策
―アスピリンと機械的予防法の有効性― …………………………………… 清水　耕　61

アスピリンと機械的予防法併用では遠位 DVT の頻度は比較的高かったものの，近位 DVT と PE の頻度は極めて低く，安価で副作用が少なく低侵襲であり，TKA 後の VTE 予防に有用と考えられた．

ライターズファイル …………………………	**前付 1**
Key words index ………………………………	**前付 4**
ピン・ボード …………………………………………	**75**
次号予告 ……………………………………………	**76**
既刊一覧 ……………………………………………	**69**

前付 *3*

KEY WORDS INDEX

和 文

━ あ 行 ━
アスピリン 61
アライメント 2
インプラントデザイン 19

━ か 行 ━
下肢アライメント 13
患者満足度 47
関節圧 29
関節周囲多剤カクテル療法 47
機械的予防法 61
キネマティクス 19
駆血帯非使用 55
骨切り 2
コンピュータ支援手術 13

━ さ 行 ━
三次元アライメント 19
自覚的膝不安定感 19
膝蓋骨置換 29
膝蓋大腿関節 29

出血対策 55
出血量 13
人工膝関節全置換術 2, 13, 19,
　29, 37, 47, 55
人工膝関節置換術 61
靱帯バランス 2
深部静脈血栓 61
セメント汚染 37
セメント手技 37

━ た 行 ━
中間屈曲位不安定性 19
疼痛管理 47
トラネキサム酸 55
ドレーンクランプ 55

━ は・ら行 ━
バイオメカニクス 29
肺塞栓症 61
ポータブルナビゲーション 13
ルースニング 37

欧 文

━ A ━
alignment 2
aspirin 61

━ B ━
biomechanics 29
blood loss 13
blood loss management 55

bone cutting 2

━ C ━
cement contamination 37
cementing technique 37
computer assisted surgery 13

━ D ━
drain clamp 55
DVT 61

━ I〜K ━
implant design 19
joint pressure 29
kinematics 19

━ L ━
ligament balancing 2
loosening 37

━ M・N ━
mechanical alignment 13
mechanical prophylaxis 61
mid-flexion instability 19
non tourniquet 55

━ P ━
pain control 47
patella resurfacing 29
patellofemoral joint 29
patient satisfaction 47
PE 61
periarticular injection 47
portable navigation 13

━ S・T ━
self-reported knee instability
　19
3D alignment 19
total knee arthroplasty：TKA
　2, 13, 19, 29, 37, 47, 55, 61
tranexamic acid 55

特集：低侵襲 TKA の最前線　MIS-TKA を再考する

Editorial

編集企画にあたって

長島正樹*

(J MIOS. No. 90：1, 2019.)

人工膝関節全置換術(total knee arthroplasty：TKA)は多くの患者において疼痛と機能の改善を達成できる有用な手術であるが，長期間にわたるリハビリテーションや術後の疼痛が問題となっていた．平成 10 年代，機能回復期間の短縮，術後疼痛の改善を目的に minimally invasive surgery (MIS)-TKA の概念が導入された．当時の一般的な定義は，軟部組織の侵襲に着目し，従来法に比較し小皮切(14 cm 未満)，膝蓋骨の反転を行わない，大腿脛骨関節脱臼の最小限化，膝伸展機構侵襲の最小限化などであった．これらを達成するため手術手技や手術機械の様々な改良が行われ多大な効果が得られた．しかしながら，限られた視野によるコンポーネントの設置不良や皮膚損傷，感染など合併症の報告が散見され，長期成績や合併症発生率の観点から真に「MIS」であったのか反省すべき点もあった．

これらの反省を踏まえ平成が終わろうとしている現在，理想的な低侵襲 TKA は，満足な機能改善が担保されたうえで，周術期から術後長期にわたって疼痛や合併症発生が最小限であり，かつ正確な手術手技により長期成績が良好であることではないかと考える．本低侵襲 TKA の実践には，軟部組織への低侵襲な手術手技に留まらず，セメ

ント手技を含めた手術手技全般の正確性，インプラント選択，疼痛・合併症対策などすべてを考慮する必要があるが，幸いそれぞれの分野において改良や工夫が日々進行している．そこで今回，「低侵襲 TKA の最前線　MIS-TKA を再考する」と題して特集を企画させて頂いた．

本特集では，術前計画とその正確な実践について大越康充先生に，正確かつ低侵襲な TKA を施行可能なナビゲーションについて渭川徹秀先生に，インプラント選択と手術手技について，中間屈曲位の安定性を佐藤　卓先生に，関節圧に着目した膝蓋大腿関節を谷川英徳先生に，日頃詳細に学ぶ機会の少ないセメント手技の基礎基本について児玉隆夫先生に，周術期管理について，関節周囲多剤カクテル療法による疼痛管理を洲鎌　亮先生に，ドレーンクランプ法や主に駆血帯非使用下での種々の出血対策を小林　秀先生に，アスピリンと機械的予防法を併用した DVT 対策を清水耕先生に解説頂いた．

いずれもこの分野では第一線で活躍している経験豊富な先生方に執筆頂いた．大変興味深い内容となっており，実践的で明日からの臨床に役立つことと確信している．本企画が低侵襲 TKA 実践の一助になれば幸いである．

---

*　Nagashima Masaki，〒 286-8686 千葉県成田市公津の杜 4-3　国際医療福祉大学医学部整形外科学，准教授

特集：低侵襲 TKA の最前線 MIS-TKA を再考する

人工膝関節全置換術（TKA）の
術前計画とその実践

大越康充[*1]　　前田龍智[*2]　　鈴木　航[*3]　　岩館　茜[*4]

Abstract：TKA においては内側解離を行わなくても内外の靱帯バランスが得られる．また，骨切り角度と骨切り量によって術後のアライメントと靱帯バランスが決定されるため，術前計画とその正確な遂行が重要である．筆者らは立位全長 Xp や内外反ストレス Xp を用いて術前計画を行っている．手術に際しては，ナビゲーションを用いずに術前計画通りの正確な骨切りができるよう，種々の工夫を行っている．本論文では，術前計画とその実践方法，そしてそれらの評価について詳述した．

（J MIOS. No. 90：2-11, 2019.）

術前計画とその遂行の重要性

1．なぜ，術前計画が大事か？

近年，TKA においては，内側の安定性を重視し，内側解離を極力行わないという考え方が広がりつつある[1)2)]．内側解離を行わない場合は，内外側の靱帯バランスは骨切りと骨棘切除によって決定される．また，骨切り角度によって，術後のアライメントも決まるため，骨切りは TKA における最も重要な操作といえる．TKA において，我々整形外科医は術後にどのような膝を作るか詳細に計画し，計画通りの骨切りを遂行することが肝要である．

2．2°の骨切りミスは小さくはない

TKA においては，ニュートラルアライメント，すなわち下肢機能軸が膝関節の中央を通過するような アライメントを術後の目標として設定されるのが一般的である．骨切り角度によって術後アライメントが決定されることは，前述の通りである．TKA の骨切り角度の正確性を評価するうえで，Outlier 基準を 3°以上に設定されることが多い．すなわち，TKA における骨切りミスは 2°以下であれば小さいので許容される，ということになる．しかし，2°は果たして小さいミスなのだろうか？　例えば，脛骨近位端と大腿骨遠位端の骨切り角度が前額面で術前計画より各々 2°内反位になってしまうと，機能軸はその分だけ内方にずれることになる．仮に大腿骨と脛骨の骨長がそれぞれ 35 cm，膝関節横径が 7 cm とすると，機能軸の通過点は約 12 mm 内方にずれ，ミクリッツ線通過位置の内側起算パーセント（%MA）は予定より約 17％減ることになる．膝関節内側部の負荷の

Key words：骨切り（bone cutting）　　人工膝関節全置換術（total knee arthroplasty）
アライメント（alignment）　　靱帯バランス（ligament balancing）

[*1] Ohkoshi Yasumitsu，〒041-0802 北海道函館市石川町 2-115　悠康会函館整形外科クリニック，院長
[*2] Maeda Tatsunori，同クリニック整形外科
[*3] Suzuki Ko，同科
[*4] Iwadate Akane，同クリニック，システムエンジニア

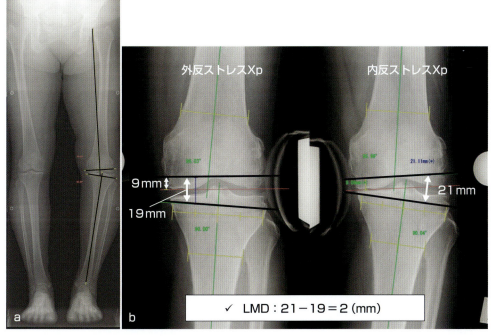

図 1．
立位全長正面 xp に大腿骨と脛骨にそれぞれ機能軸に直交する骨切り線を描く（a）．この Xp と条件を近似させた伸展位ストレス内反・外反 Xp に骨切り線を転写する．その際，外反ストレス写真上の内側ギャップをインプラントの厚み分に合わせる．例えば大腿骨部品遠位の厚みが 9 mm の機種では，大腿骨内側顆遠位端から近位 9 mm の位置に骨切り線を合わせる．脛骨部品の厚みが 10 mm の場合は，必要な内側ギャップは大腿骨側と合わせると 19 mm となる．大腿骨の骨切り線から遠位方向 19 mm の位置に脛骨骨切り線を合わせる．これらの骨切り線を内反ストレス写真上に正確に転写し，外側ギャップを計測する．外側ギャップは 19 mm となり，LMD は 2 mm となる（b）．

大きさを反映するといわれる内反モーメントは，アライメントの内反化によって増大してしまうことになるので，膝関節の力学的環境の変化を考慮すると，2°の骨切りミスは決して小さいとはいえない．

術前計画の実際

1．術前計画-冠状面骨切り線の決定

冠状面でのアライメントはニュートラルアライメントを基本とし，大腿骨，脛骨ともに機能軸に直交する骨切り角を設定する．また，術後に許容される外側と内側のギャップ差（LMD）については未だコンセンサスは得られていないが，筆者らは 3 mm 以内としている．まず，立位全長正面 Xp に大腿骨と脛骨にそれぞれ機能軸に直交する骨切り線を任意のレベルに描く（図 1-a）．この Xp と回旋などの条件を近似させた Telos SE による伸展位内反・外反ストレス Xp 上に骨切り線を転写する．その際，外反ストレス Xp 上の内側ギャップをインプラントの厚み分に合わせる．例えば図 1 に示す症例においては，大腿骨部品遠位の厚みが 9 mm の機種を用いる場合は，大腿骨内側顆遠位端から近位 9 mm の位置に骨切り線を合わせる．脛骨部品の厚みが 10 mm の場合は，必要な内側ギャップは大腿骨側と合わせると 19 mm となる．大腿骨の骨切り線から遠位方向 19 mm の位置に脛骨骨切り線を合わせる．これらの骨切り線を内反ストレス Xp 上に正確に転写し，外側ギャップを計測する．外側ギャップは 21 mm となり，LMD は 21 mm − 19 mm で 2 mm となる（図 1-b）．この際，内側に骨棘が存在する場合は，骨棘切除による内側ギャップ開大分を加味して 19 mm から減じる．例えば内側ギャップ開大分を 2 mm と推定すると，必要な内側ギャップは 17 mm

表 1. 内側解離を行わなくても内外靱帯バランスが得られる症例の割合

		許容される骨棘切除後 LMD		
		≦3 mm	≦4 mm	≦5 mm
骨棘切除によるギャップ増大分	1 mm	43.7%	63.7%	73.3%
	2 mm	63.7%	73.3%	80.7%
	3 mm	73.3%	80.7%	85.9%

LMD：外側と内側のギャップ差

となる．大腿骨の骨切り線から遠位方向17 mmの位置に脛骨骨切り線を合わせる．このように行った術前計画において，骨棘切除後 LMD が4 mm以上になることが予想される場合は，骨切り角の1～2°の内反を許容する場合がある．また，メカニカルアライメントの骨切り角度で切除される骨切り幅が大腿骨外側顆や脛骨内側で極端に少ない場合は，大腿骨側や脛骨側で骨切り角を1～2°内反させる場合がある．

2．術前計画通りの正確な骨切りによって，内側解離の必要性は減る

筆者らは，ニュートラルアライメントで骨切りし，内側解離を行わない場合に生じる術後LMDについて検討したので，その概略を紹介する．TKA 予定の内反型の膝変形性関節症(OA)135 膝の術前計画 Xp を対象とした．前述の方法にて内反ストレス Xp での外側ギャップと外反ストレスXp での内側ギャップとの差を測定し，LMD を算出した(図1-b)．次に内側骨棘切除により推定される内側ギャップ開大分を1 mm，2 mm，3 mmの3通りを全症例に一律に内側ギャップに加えた骨棘切除後 LMD を算出した．また，術後に許容される LMD については3 mm 以下，4 mm 以下，5 mm 以下の3条件を仮定し，各々を満たす割合を算出した．ちなみに骨棘切除を行わない場合のLMD は平均 5.1 ± 2.9 mm であった．術後に許容される骨棘切除後 LMD が4 mm 以下となる症例の割合は，骨棘切除による開大分が1 mm では63.7%，同様に2 mm では73.3%，3 mm では80.7%であった．術後に許容される骨棘切除後LMD を5 mm 以下とすると，これを満たす症例の割合はさらに増加した(表1)．術後に許容される至適 LMD は不明であるが，正確な骨切りが行われた場合は内側解離を行わなくても大多数の症例で内側骨棘切除のみで内外のギャップバランスが得られることが判明した．また，生来の内反アライメント[3]を考慮しニュートラルアライメントより1～2°内反させると，内側骨棘切除のみで内外のギャップバランスが得られる症例の割合はさらに増加し，100%に近づくと考えられた．

3．ロングフィルムとショートフィルム

術前計画においては，ロングフィルムによる立位全長正面 Xp とショートフィルムによる膝関節正面 Xp やストレス Xp における違いについて確認しておく必要がある．特に脛骨においては，脛骨遠位部が内反，あるいは外反している場合が少なくない．したがって，術前計画の作図に際しては，まずロングフィルム上でニュートラルアライメントの骨切り線を描くことから始めるべきである．ショートフィルムのみの作図では，必ずしも術後に目標とする下肢アライメントとはならないことを知っておかなければならない．また，大腿骨におけるニュートラルアライメントでの骨切り角度の決定は大腿骨全長 Xp にて決定されるものであり，ロングフィルムは必須である．大腿骨の弯曲が大きな症例ではニュートラルアライメントでの骨切り外反角度が極端に大きくなってしまい，大腿骨の内側顆部と外側顆部の骨切除量のバランスが悪くなることがある．また，脛骨においてもニュートラルアライメントでの骨切りでは脛骨内側部の骨欠損が生じる場合がある．これらの場合は骨切り角の1～2°内反を許容することにより解決される．このような症例は生来の内反アライメント[3]であり，術後若干の内反アライメントは許容される．ただし，術後の％MA を推定しておくべきである．

4．術前計画-脛骨矢状面の骨切り

単純 Xp 側面像を用いて作図を行い，脛骨内側

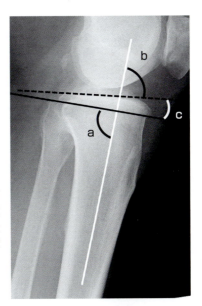

図 2.
脛骨内側関節面の軟骨下骨に一致して描いた線を術前計画参照(破線)とする.使用するインプラントで推奨されている後傾角度(a)と術前計画参照線の後傾角度(b)との差を計測し,これを矯正角(c)とする.

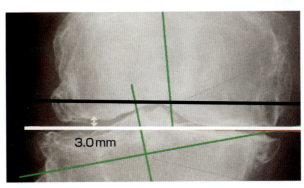

図 3.
術前計画で決定した骨切り線(黒線)に平行で内側顆の骨表面に接する髄内式ガイドのパッドに一致する線(白線)と外側顆の骨表面の距離を計測しておく.この症例では 3 mm であった.

関節面の軟骨下骨に一致して描いた線を術前計画参照線とする.使用するインプラントで推奨されている後傾角度と術前計画参照線の後傾角度との差を計測し,これを矯正角とする(図2).後述するが,術野では脛骨内側関節面上の顆間部近くに Akagi line[4] に平行な線を描き,これを術野での参照線とする.この部位の骨は,通常は摩耗変形していないことが多く,術前計画参照線と近似できると考えている.

5. 術前計画-大腿骨の軸性回旋角度の決定

大腿骨の軸性回旋は上顆軸と並行とする.MRIの軸写像にて後顆軸と上顆軸の角度を計測し,両者の差を算出しておく.術野ではサイザーを両後顆に合わせてサイズの決定と回旋角度の設定を行う.通常は 3〜5° の外旋となることが多い.

術前計画通りの正確な骨切りの実際

1.大腿骨遠位端の骨切り

術前計画の画像上で予定した骨切り線に平行で内側顆遠位端に接するように補助線を描く.これが髄内式ガイドのパッドの位置になる.この線と外側顆遠位端の骨表面との距離を計測しておく.図 3 に示す症例では 3 mm であった.

1)髄内ロッドを正確に設置する手技

まず,カテラン針を大腿骨骨幹部の内側と外側の骨皮質に接するように Whiteside line[5] に平行

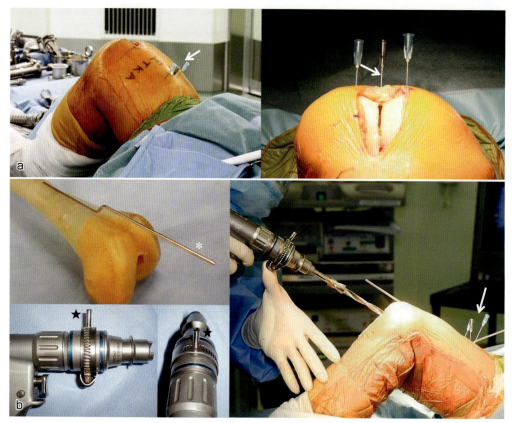

図 4.
カテラン針を大腿骨骨幹部の内側と外側の骨皮質に接するように Whiteside line に平行に刺入し，その中点にもう一本の針を刺入する（a：矢印）．これが骨軸を指すことになる（a）．大腿骨遠位前面にこれと平行であることを示す特製ガイド（*）を設置する．ドリルのハンドピースに照準器（★）を取り付け，あらかじめ決めておいた顆間部の刺入点からガイドに平行かつ骨軸を指す針（b：矢印）に狙いをつけてドリリングを行う（b）．

に刺入し，それらの中点にもう1本の針を刺入する．これが骨軸を指すことになる（図4-a）．さらに，大腿骨遠位前面にこれと平行であることを示す特製ガイドを設置する．ドリルのハンドピースに照準器を取り付け，あらかじめ決めておいた顆間部の刺入点からガイドに平行かつ骨軸を指す針に狙いをつけてドリリングを行う．これで大腿骨遠位骨皮質前面に平行かつ骨軸に近似した骨孔が作成されたことになり（図4-b），これに角度可変式髄内ガイドのロッドを骨切りスリットの上部がWhiteside line[5]に直角となるように挿入する．

2）角度可変式髄内式ガイドの設置

術野では，もし大腿骨内側関節面に軟骨が残存していればノミなどでこれを除去し，術前作図と同じ条件とする（図5-a）．また，外側顆部遠位端の残存軟骨の一部をヤンゼンなどで溝状に削り取り，軟骨の厚みを計測する．例えば残存軟骨の厚みが2.5 mmの場合は（図5-b, c），外側顆部の骨表面とガイドのパッドとの距離3 mmのうち2.5 mmが軟骨分となる．術野では髄内式ガイドのパッドと外側顆部遠位端軟骨表面の隙間が0.5 mmとなれば，術前計画通りの角度となる（図5-d）．厚さ0.5 mmの特製の計測板を外側顆部軟骨表面に置き，これと内側顆部の骨表面が同時にガイドのパッドに接するようにパッドの角度を調整してガイドを固定する（図5-e）．これでガイドを予定の骨切り角に設置できたことになる．また，もし残存軟骨の厚みが3 mmであれば，術野では角度可変式ガイドのパッドが内側顆骨表面と外側顆軟骨表面に同時に接するようにパッドの角度を調節する．また，逆に軟骨の厚みが3 mmより厚い場合，例えば4 mmの場合は厚さ1 mmの計測

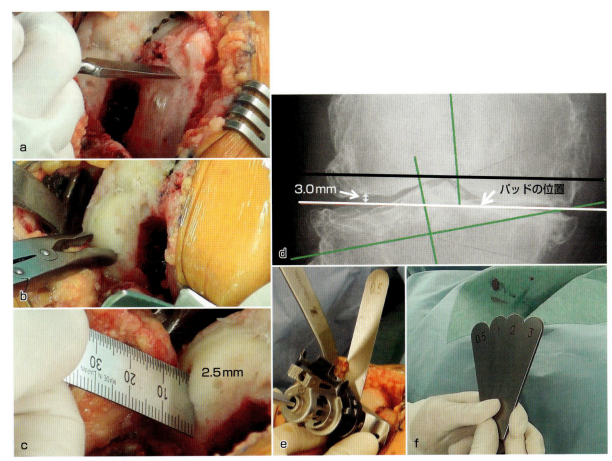

図 5.
大腿骨内側関節面に軟骨が残存していればノミなどでこれを除去する(a). 外側関節面の残存軟骨の一部をヤンゼンなどで溝状に削り取る(b). 軟骨の厚みを計測する. この症例では2.5 mmであった(c). 外側顆部の骨表面とガイドのパッドとの距離3 mm (d:両矢印)のうち2.5 mmが軟骨分となる. 術野では軟骨表面とパッドとの隙間が0.5 mmとなれば, 術前計画通りの角度となる(d). 厚さ0.5 mmの特製の計測板を外側顆部軟骨表面に置き, これと内側顆部の骨表面が同時にガイドのパッドに接するようにパッドの角度を変更してガイドを固定する. これでガイドを予定の骨切り角に設置できたことになる(e). 計測板は4種類あり, 単独あるいは複数枚を重ね合わせて厚さ0.5 mmごとに使用可能である(f).

板を内側顆表面に置き, これと外側顆軟骨表面とが同時に角度可変式ガイドのパッドに接するようにパッドの角度を調節する. ただし, その場合は骨切りスリットを1 mm近位にずらす必要がある. 計測板は4種類あり, 単独あるいは複数枚を重ね合わせて厚さ0.5 mmごとに使用可能である(図5-f).

2. 脛骨近位端の骨切り
1) 冠状面の骨切り

前述のごとく, ニュートラルアライメントで骨切りを行う場合は, 髄外式ガイドの近位部を術前計画Xp上で脛骨機能軸の延長線に一致させ, 回旋をAkagi line[4]に平行になるように合わせ, 遠位部分は足関節の中央に設定する. また, ニュートラルアライメントより内反位または外反位で骨切りを行う場合は, 術前計画ロングフィルム上で予定骨切り線に直角な補助線を遠位方向に描き, これが足関節レベルでどこを通過するか確認しておく. ニュートラルアライメントより内反する計画であれば, 髄外ガイドの設置部位は外側に移動させる. 例えば足関節中央から1 cm外側, あるいは遠位脛腓関節部など, ガイドの遠位部分の設置位置を決めておくべきである. さらに, 術前計画Xpで脛骨骨切り線の近位部分の厚み, 言い換えると脛骨の骨切除の厚みを内側と外側で計測しておき(図6), 術野でも骨切りスリットからの距

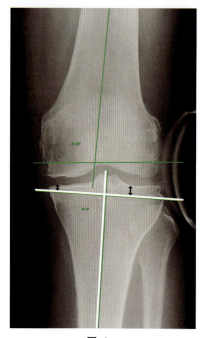

図 6.
脛骨の骨切除の厚み(両矢印)を術前計画で内側と外側で計測しておく.

離を計測しつつ骨切りレベルと冠状面での角度を決定する.つまり髄外ガイドの設置位置と骨切除の厚みとのダブルチェックを行う.内反型 OA の場合は外側関節面に軟骨が残存しており,骨切除の厚みを計測する前にノミと電気メスにて軟骨を除去し軟骨下骨を露出させ,純粋な骨のみの厚さを計測する.

2) 矢状面の骨切り

術前計画にて決定した脛骨内側関節面の軟骨下骨に描いた参照線と計画されている後傾角度との差が矯正角となる.術野では脛骨内側関節面上の顆間部近くに Akagi line[4] に平行な線を描き,それを術野での参照線とした(図7).参照線上に軟骨が残在する場合は電気メスにて溝状に除去し,軟骨下骨を露出させ,ここに径 2 mm,長さ 10 cm 程度の K-wire を設置する.あらかじめ矯正角度に合わせた特製の角度計を骨切りガイドのスリットに挿入し,角度計の指針と K-wire が平行になるように,髄外式骨切りガイドの遠位部分を前後方向に調整する.これで術前計画に近似した後傾角度の骨切りとなるはずである(図8).

術前計画通りのアライメントと靱帯バランスが得られているか?

TKA においては大腿骨と脛骨の骨切りによって術後のアライメントが決定される.また,前述のごとく,我々の先行研究において,大多数の症例で,骨切りが正確であれば骨棘切除以外に内側解離を行わなくても,内外靱帯バランスが得られることが判明した.したがって,TKA においては正確な骨切りによって,アライメントと靱帯バ

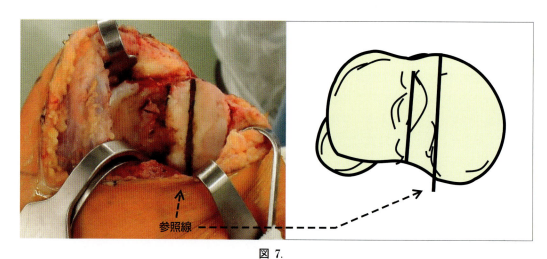

図 7.
脛骨内側関節面上の顆間部近くに Akagi line に平行な線を描き,それを術野での参照線とした.
参照線上の軟骨は電気メスにて溝状に除去し,軟骨下骨を露出させておく.

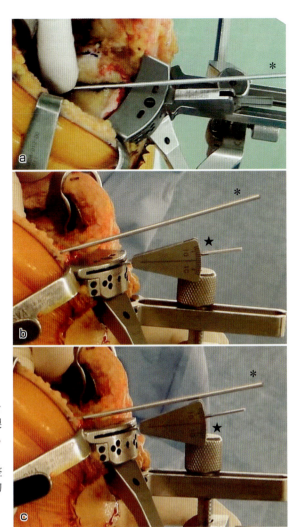

図 8.
術野の参照線上に長さ 10 cm 程度の K-wire(＊)を設置する(a). あらかじめ矯正角度に合わせた特製の角度計(★)を骨切りガイドのスリットに挿入する(b). 角度計の指針と K-wire が平行になるように,髄外式骨切りガイドの遠位部分を前後方向に調整する(c). これで術前計画に近似した後傾角度の骨切りとなるはずである.

ランスが決定され, 骨切りの重要性が再認識された. そこで, 筆者らが前述の術前計画と骨切り手技にて行った後十字靱帯代償(PS)型 TKA 後における骨切り角度, アライメント, そして内外靱帯バランスを計測し, 術前計画と比較して評価した.

1. 冠状面での評価

方 法: 2015 年 10 月 26 日〜2016 年 6 月 30 日までの期間, 内反型膝 OA に対して PS 型 TKA が行われた 135 膝中, 術前と術後 Xp の撮影条件が一致しなかった 15 例を除外した 120 例の Xp を検討した. 術前計画と骨切り手技は前述のごとくであった. 術前計画において予定骨切り角 α, β, 予定%MA, 予定の股関節-膝角(HKA)を決定した. また, Telos SE による伸展位内反・外反ストレス Xp の撮影を行い, LMD を算出した. 手術は前述の手技にて行い, 骨棘切除以外に内側解離は行わなかった. 術後 1 年以上経過した症例に対し, 術後 α, β, 術後%MA, 術後 HKA, また, 術後 Telos SE による伸展位内反・外反ストレス Xp の撮影によりインプラントギャップの外側と内側の差(術後 LMD)を計測し, 骨切りの正確性を評価した.

結 果: 予定値と術後値の差(絶対値)は α 角では 1.0±0.8°, 差が 3°以上は 2 例(1.7%)であった. 同様に β 角では 1.1±0.8°, 差が 3°以上 3 例(2.5%)であった(表 2). %MA は 7.1±4.9%で, 差が 10%以上は 30 例(25%)であった. HKA では 1.7±1.2°で差が 3°以上は 18 例(15%)であった(図 9). また, 術後 LMD の平均は 1.4±0.9 mm で差が 3 mm 以上は 6 例(5%)であった.

表 2.

	予定値と術後値の差(絶対値)	Outlier(≧3°)
α角	1.0±0.8°	2例(1.7%)
β角	1.1±0.8°	3例(2.5%)

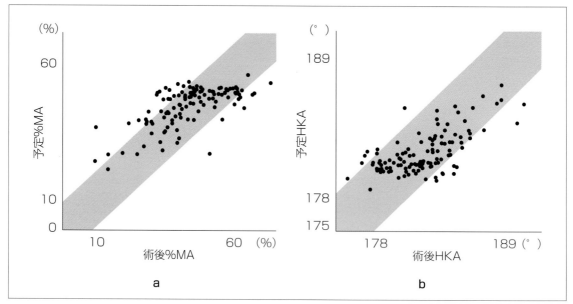

図 9. 予定アライメントと術後アライメントの差
%MA は 7.1±4.9%で差が 10%以上は 30 例(25%)であった(a). HKA は 1.7±1.2°で差が 3°以上は 18 例(15%)であった(b).

2．脛骨後傾角の評価

方　法：2014 年 7 月から前述の方法にて脛骨後傾角を決定して骨切りを行った TKA 50 膝を対象とした．術前に計画した脛骨後傾(TPS)角と術後単純 Xp にて計測した術後 TPS 角の差(ΔTPS角)の絶対値を算出した．

結　果：ΔTPS 角の絶対値は 1.6±1.2°であり，ΔTPS 角が 3°を超えた症例は 6 膝(12%)であった．

考察と結論：大腿骨と脛骨の各々の骨切り角の正確性は，Outlier を±3°以上とすれば概ね許容されるかもしれないが，下肢全長 Xp における HKA や%MA の評価では，予定値との差が大きかった．術後アライメントと靱帯バランスは骨切りによって決定されるため，骨切りの正確性を向上すべくさらなる研究が必用と考えられた．

さらなる骨切り精度の向上を目指しての工夫

1．正確な Xp の撮影と再現性

Xp の評価においては，術前術後に複数回撮影される画像が正確で再現性が良いものでなければならない．我々は立位撮影においては足部の位置を患者毎に記録しておき，毎回同じ肢位で撮影できるように工夫している．

2．大腿骨の髄内ガイドの刺入点

術前計画で決定される大腿骨の髄内ガイドの刺入点が内側に大きく偏位する場合，術野で計画通りにドリリングが行われて，髄内ガイドのロッドが刺入される場合，ガイドのパッドも内側に偏位するために，大腿骨外側顆部の遠位端に接触しない場合がある．また，MA で骨切りする場合の大腿骨の外反角が 10°以上となる場合は，角度可変式髄内ガイドの角度調節範囲を超える場合がある．これらの問題はロッドの刺入点をあらかじめ

顆間部の中央として計画することで，解決可能である．

文　献

1) Matsuda, S., et al.：Ligament balancing in total knee arthroplasty—Medial stabilizing tec - hnique. Asia Pac J Sports Med Arthrosc Reha- bil Technol, **2**：108-113, 2015.

2) Tsubosaka, M., et al.：Comparison of intraop- erative soft tissue balance between cruciate- retaining and posterior-stabilized total knee arthroplasty performed by a newly developed medial preserving gap technique. J Arthro- plasty, **33**：729-734, 2018.

3) Bellemans, J., et al.：Is neutral mechanical alignment normal for all patients? The concept of constitutional varus. Clin Orthop Relat Res, **470**：45-53, 2012.

4) Akagi, M., et al.：An anteroposterior axis of the tibia for total knee arthroplasty. Clin Orthop Relat Res, **420**：213-219, 2004.

5) Whiteside, L. A., et al.：The anteroposterior axis for femoral rotational alignment in valgus total knee arthroplasty. Clin Orthop Relat Res, **321**：168-172, 1995.

好評

MB Orthopaedics
Vol 31 No 10　10月増刊号

整形外科
手術部位感染対策マニュアル

編集企画／松下和彦（川崎市立多摩病院整形外科 病院教授）

予防と対策の新常識！！

iMAP法などの最新トピックス満載！インプラント温存のための手法を完全網羅

- 2018年10月中旬発売
- 定価
  （本体価格 5,800円＋税）
- B5判　230ページ
- オールカラー

＜予防から対応まで、全30項目を収載＞

Ⅰ．SSIの予防
SSIの感染経路
MRSA保菌者対策
術後感染予防抗菌薬適正使用（VCMパウダーを含む）
SSI予防―最近の話題―
周術期管理センターの取り組み
四肢長管骨開放骨折におけるSSIの予防
SSI予防ガイドライン～世界の動向　ほか、全9項目

Ⅱ．SSIへの対応
人工関節周囲感染（PJI）の診断
インプラント術後SSIへの対応
感染人工膝関節におけるインプラント温存のための工夫
感染人工股関節に対する治療法
脊椎インストゥルメンテーション手術の術後感染に対する予防・診断・治療
iMAP法によるインプラント術後感染の制圧
骨軟部腫瘍術後感染への対応
抗菌薬含有骨セメントビーズ・骨セメントモールドスペーサー
骨・関節感染症に対するオゾンナノバブル水を用いた持続洗浄療法と高気圧酸素治療
骨感染症における抗菌薬の選択
抗MRSA薬の使い方
整形外科医に必要な基礎知識：感染症診断・治療のABC
整形外科医に必要な基礎知識：嫌気性菌・真菌感染症の診断と治療
抗菌インプラント
整形外科術後感染に対する陰圧閉鎖療法（NPWT）の応用
　　　　　　　　　　　　　　　ほか、全21項目

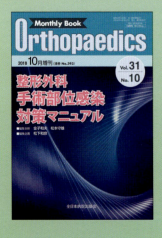

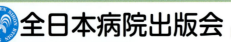

全日本病院出版会　〒113-0033　東京都文京区本郷3-16-4　Tel：03-5689-5989
http://www.zenniti.com　Fax：03-5689-8030

特集：低侵襲 TKA の最前線　MIS-TKA を再考する

人工膝関節全置換術（TKA）の ためのナビゲーション

渭川徹秀[*1]　　格谷義徳[*2]

Abstract：人工膝関節全置換術におけるナビゲーション技術には，手術時間の延長，煩雑さ，合併症，コストなどの欠点が存在する．しかし，近年導入されたポータブルナビゲーションではそれらの欠点が解消され有用度が高まっている．人工膝関節全置換術でのコンポーネントの設置精度は，脛骨側に比べて大腿骨側で劣るとされるが，その大きな理由として，脛骨側は足関節および足部が直接視認可能で，骨切り後にも髄外ロッドによるアライメントの確認が可能であるのに対し，大腿骨側は目標である大腿骨頭中心が直接確認できないことが挙げられる．よって我々はポータブルナビゲーションを大腿骨遠位端骨切りのみに限定して使用し，脛骨近位端は従来法にて骨切りを行っている．上記の方法で行った人工膝関節全置換術後の下肢アライメントの精度は従来法よりも有意に高く，髄腔を掘削しないことから出血量も有意に減少していた．以上より，ポータブルナビゲーションは簡便であり精度も高いため，非常に有益なツールであると考えている．

(J MIOS. No. 90：13-18, 2019.)

はじめに

人工膝関節全置換術（total knee arthroplasty：TKA）は整形外科領域において最も成功した手術術式の 1 つであるとされる．しかし，良好な長期成績を得るためには，正確な骨切り，コンポーネントの設置，適正な下肢アライメントの獲得が必須であり最も重要である[1]．近年は，術後の下肢アライメントと長期成績には相関がないといった報告も散見されるが[2]，やはりインプラントの設置不良が，生存率に影響を及ぼすという報告が多

い．例えば Ritter らは多数症例の長期経過観察で，脛骨コンポーネントの内反設置や大腿骨コンポーネントの 8° 以上の外反設置の場合，failure rate が急激に高くなっており，その両方が存在すると failure rate は 9.5%，hazard ratio は 57.6% まで上昇すると報告している[3]．近年活動性が高く，若年の患者にも TKA の適応が拡大されつつあり，術後の機能に対する要求も高くなってきている．これらに応えるためには適正な下肢アライメントの獲得は以前にも増して重要性が高くなっているともいえよう．

Key words：人工膝関節全置換術（total knee arthroplasty）
コンピュータ支援手術（computer assisted surgery）
ポータブルナビゲーション（portable navigation）
下肢アライメント（mechanical alignment）　　出血量（blood loss）

[*1] Ikawa Tesshu，〒530-0012 大阪市北区芝田 2-10-39　大阪府済生会中津病院整形外科
[*2] Kadoya Yoshinori，〒599-8271 大阪府堺市中区深井北町 3176　阪和第二泉北病院阪和人工関節センター，センター総長

従来法の限界

適正な下肢アライメントを獲得するためには，大腿骨遠位端および脛骨近位端での正確な骨切りが必要である．脛骨近位の骨切りについては，近位参照点として内外側の顆間隆起の中央，遠位参照点として足関節中心を指標として結んだ線に対して垂直に骨切りを行う．この際，近位および遠位参照点は術中に視覚的に，あるいは直接触知することにより同定可能である．さらに骨切り後にも髄外ロッドにて正確性を確認できるため，従来の髄外ガイドによる方法でもかなり正確に骨切りが行える．しかし，大腿骨遠位端の骨切りに関しては，近位参照点である骨頭中心が視覚的に同定することが不可能であるため，従来法では正確な骨切りは困難である．

従来の髄内ガイドを用いた TKA においても概して良好な術後成績が得られてはいるが[4]，やはりコンポーネントの設置不良もある程度の割合で発生することが報告されている[5]．その原因として術中に骨頭中心を視覚的に同定できないことの他に，髄内ロッドの刺入位置の不確実性や髄腔内で遊びによる誤差，さらに，ガイド自体のゆるみ，ピン固定時のズレ，骨切りガイドのスリット内でのボーンソーのたわみなど，原因は多岐にわたる．

ナビゲーションシステム

従来の髄内ガイドを用いる方法より大腿骨遠位を正確に骨切りする手段としてナビゲーションシステム(computer assisted surgery：CAS)を用いる方法がある．近年の meta-analysis では，CAS を用いれば従来法よりも良好な下肢アライメントが得られる報告が多い[6]．CAS には，3 次元的に正確な下肢アライメントが獲得できるということ以外にも骨切り後のバランス評価器具としての有用性があり，術中に軟部組織バランスの定量的評価や，kinematics 解析が可能である．しかし，Kim らは両側同時 TKA において片側にナビゲーションを使用して，反対側はナビゲーション非使用で手術を施行し，両群においてコンポーネント設置や下肢アライメントの精度において有意差はなかったと報告している[7]．ナビゲーションの欠点として，手術時間の延長[8]，ピン刺入部の骨折や表層感染などの合併症，コストの問題などが挙げられており，総合的なナビゲーションの有用性については議論が分かれているのが現状である．

ポータブルナビゲーション

2012 年以降，Nam らによって加速度計を用いたポータブルナビゲーションの有用性が報告されており[9]，本邦にも 2014 年 2 月に導入された．それ以来，その簡便性や低コストが注目され，その使用数は急速に増加してきている．脛骨側についても近位参照点と遠位参照点を結ぶ軸に対して任意の角度(内外反・前後傾)を設定して骨切りすることが可能である．また，大腿骨側では動的なレジストレーションにより，搭載された加速度および角速度センサーにて大腿骨の回転中心(骨頭中心)が同定できる．骨頭中心が同定できれば，これと遠位参照点を結ぶ軸に対して任意の角度(内外反・伸展屈曲)を設定して骨切りが行える．

このシステムの利点を列挙すると
(1)術前に CT，MRI などの画像データなどの準備が必要ないこと
(2)大型モニターやコンピュータなどの装置が不要であること
(3)煩雑な手技がなく，手術時間の延長が最小限であること
(4)余計なピンを必要としないので合併症も防げること
(5)髄腔を掘削しないことで低侵襲であり出血量，深部静脈血栓症(DVT)の減少が期待されること
(6)初期投資が必要なく安価であること
などが挙げられるが，何よりも簡便で，操作性の良いことが一番のメリットであろう．

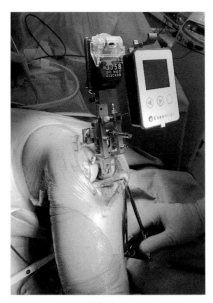

図 1.
通常の皮切のみで KneeAlign2 の設置が可能

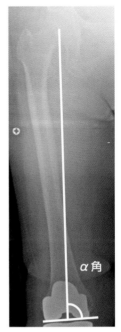

図 2.
下肢長尺 X 線から大腿骨コンポーネントの設置角度（α角）を計測する.

当施設での使用経験のまとめ

我々は，ポータブルナビゲーションの簡便性と低侵襲性に注目し，2014年2月から KneeAlign2 (OrthAlign 社 Aliso Viejo, California) を使用している（図1）．無作為対照試験（randomized controlled trial：RCT）にて従来法と比較して正確性，手術時間，出血量などその有用性について検討したのでその結果を以下に示す．

1. 対象と方法

2014年2月〜2015年5月の期間に変形性膝関節症患者に対して片側の primary TKA を施行した241膝を対象とした．Prospective, RCT とし従来法である髄内ガイドを用いる群（従来群：120膝）とポータブルナビゲーション（KneeAlign2：KA2）を用いる群（KA2群：121膝）の2群に分けた．使用機種は Vanguard シリーズ（Zimmer Biomet 社, Warsaw）を用いて，後十字靱帯は全例切除し，症例に応じて PS 型（fixed bearing）または RP 型（mobile bearing）を選択した．術式は，modified gap technique で行い，脛骨近位の骨切りについては両群とも従来の髄外ガイドを用いて行った．アライメントについては，大腿骨側は，冠状面については遠位参照点を顆間中央とし，KA2 にて同定された骨頭中心と結ぶ軸に対して90°となるように骨切りした．矢状面における屈曲角度については全例3°屈曲位に設定した．脛骨側は，冠状面については近位参照点を脛骨内側顆間隆起と外側顆間隆起の中間点とし，遠位参照点は足関節中心としてこれらを結ぶ軸に対して90°となるように骨切りした．

全例とも膝蓋骨は置換し，インプラントはすべてセメント固定とした．関節包を縫合後にトラネキサム酸 1,000 mg を関節内に注射してドレーンは非留置とした．また，術後の出血量を計測するために術前と術後1週目のヘマトクリット値を測定し循環血液量から算出した．インプラントの設置角度の測定には，術後2週目に立位下肢長尺のX線を撮影し，大腿骨頭中心から大腿骨の顆間中央を結ぶ線と大腿骨コンポーネントの内側顆と外側顆を結ぶ線とのなす角をα角とした（図2）．

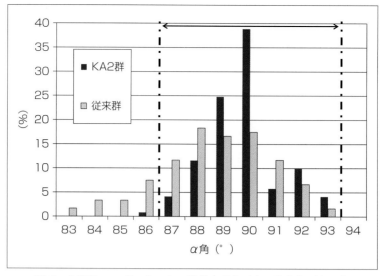

図 3. 大腿骨コンポーネントの設置角度（α角）の分布とばらつき

表 1. 計測結果

	KA2 群 121 膝	従来群 120 膝
α 角（°）	89.7±1.4*	88.7±2.2*
Outlier（±3°）（%）	0.8*	15.8*
絶対誤差角（°）	1.01±1.0*	1.93±1.7*
総手術時間（分）	77.1±8.5	77.5±8.9
大腿骨骨切り時間（分）	5.6±1.9*	2.9±1.3*
推定出血量（ml）	784±357*	1,071±310*

*p＜0.001

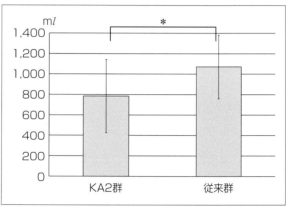

図 4.
1 週間後の推定出血量は KA2 群で 784±357 ml に対して従来群では 1,071±310 ml で有意差を認めた．

2．結　果

大腿骨コンポーネントの冠状面でのα角は，KA2 群 89.7±1.4°（0.3°内反），従来群 88.7±2.2°（1.3°内反）であり，有意差を認めた．3°以上の outlier は KA2 群で 1 例のみ（0.8%），従来群で 19 例（15.8%）に認めた（図3）．90°からの絶対誤差角の平均は KA2 群で 1.01±1.0°，従来群で 1.93±1.7°と KA2 群にてばらつきが少なく有意差を認めた（表1）．

手術時間については両群において有意差は認めなかったが（KA2 群：77.1±8.5分，従来群：77.5±8.9分），大腿骨骨切りに要する時間については KA2 群で 5.6±1.9分，従来群で 2.9±1.3分と有意差を認めた．

平均推定出血量については KA2 群で有意に少なかった（KA2 群：784±357 ml，従来群：1,071±310 ml，p＜0.001）（図4）．輸血を必要とした症例はなかった．

3．考　察

冠状面における正確なアライメントを獲得することは，術後の長期成績の向上につながる．ナビゲーションの精度についての meta-analysis によると，大腿骨側の精度については 3°以上の outlier は 7.02% であり，従来法の 3°以上の outlier 16.4% と比べても有意に精度が高いと報告されている[6]．しかしながら，手術時間の延長，コスト，

ピン刺入に伴うトラブル，ラーニングカーブなどの問題があり，ナビゲーションは一部の施設においてのみ限定的に利用されているのが現状である．一方，KA2はナビゲーションと遜色ない精度があるが，大きなコンピュータ装置を必要とせず比較的安価であり，画像などの術前の準備も特別なものは必要としないことから，ナビゲーションのデメリットを極力抑えたものといえる．

さらに，髄内ガイドを用いて髄腔を掘削して行う従来法では，髄腔からの出血量の増加や脂肪塞栓などのリスクが伴う．本研究の結果では，両群において輸血を必要とした症例はなかったものの，髄腔の掘削操作が必要ないKA2群にて有意に出血量が少なかったことは注目すべき結果であったと考えられる．

また，本研究における精度検証は下肢長尺の単純X線にて評価しているが，回旋による多少の誤差が含まれていると考えられる．その誤差をさらに少なくして正確に評価するためにはCTによる計測が必要であるが，コストや被曝の問題，アーチファクトによる評価困難な場合もあることを考慮して，今回は単純X線による評価としている．単純X線であっても正面性に十分留意して撮影すれば設置精度についてはある程度正確に計測できると考えている．

本研究ではKA2を大腿骨側においてのみの使用としており，脛骨側については従来法の髄外ガイドを用いて骨切りを施行した．その理由として，脛骨側については術中において近位参照点および下腿全体や，内果，外果から足関節中心，足部など様々なランドマークが確認できるため従来の髄外ガイドで十分と考えているからである．これに対して，大腿骨側については大腿骨頭中心が術中に確認できないため同定が困難であり，従来法の髄内ガイドを用いる方法では大腿骨遠位骨切りの精度が低くなる．従来の髄内ガイドに関する精度の報告は，Masonらは内外反2°以内で65.9%，内外反3°以内で68.2%と報告しており[10]，Mizu-uchiらは内外反2°以内で71.8%と報

告している[11]．KA2を用いると容易に骨頭中心が同定でき，本研究の精度検証においては従来法では内外反3°以内で84.2%，KA2では99.2%であり，KA2は大腿骨遠位骨切りにおいて正確なアライメントを獲得するために非常に有用なツールであると考えられる．また，大腿骨の遠位骨切りに要する時間は従来法に比べて約3分程度の延長のみであり，総手術時間については従来法と比較して有意差は認めなかった．

KA2の弱点としては，CASと違って骨切り面やインプランテーション後のアライメントが術中に確認できないことが挙げられる．そのため骨切りガイドを設置後に術前プランで想定した骨切り量と大きな差がないかどうかをスタイラスなどで十分確認してから骨切りを施行する必要がある．また，レジストレーション時に骨盤が移動することでアライメントエラーが生じる可能性も指摘されていることから，レジストレーション時の股関節の内転，外転，屈曲操作は激しくせず，特に内転方向は慎重に行うことが重要である．

最後に

従来の髄内ガイドを用いる方法と比較して，ポータブルナビゲーションを使用することでCASとほぼ同じくらいに骨切りの精度が向上するが，臨床成績に及ぼす有効性については今のところ明らかとはなっていない．Gohらは術後の機能評価やQOLについて差は認めなかったと報告している．年齢，性別，BMI，術前の可動域，KSSスコア，OKSスコア，SF-36スコアなどをマッチさせて2年後の臨床成績を比較しており，CASおよびポータブルナビゲーションを使用した群ではアライメントは良かったが，機能評価，QOL，患者満足度には有意差は認めなかったとしている[12]．

ポータブルナビゲーションの利点は，手術時間の延長がわずかであること，低コスト，大きなコンピュータ装置が不要であることなどが挙げられるが，さらには大腿骨の髄腔を掘削しないことから出血量を減少させ，低侵襲で行えることも大き

な利点であると考える．しかしながら，CASのように術中に骨切り量や回旋についてフィードバックできないことや，動的な軟部組織バランスが確認できないこと，単回使用によるコストの問題などが欠点となる．

長期成績，満足度に対する有効性についてはさらなる研究が必要であるが，CASおよびポータブルナビゲーションはいずれにしても骨切り精度を向上させることは明らかである．これらナビゲーションは非常に有用ではあるがその利点を最大限に生かすためには，その特性を十分に理解しピットフォールに細心の注意を払いながら手術を施行することが重要である．

文 献

1) Fang, D. M., et al. : Coronal alignment in total knee arthroplasty : just how important is it? J Arthroplasty, **24** : 39-43, 2009.

2) Abdel, M. P., et al. : Effect of Postoperative Mechanical Axis Alignment on Survival and Functional Outcomes of Modern Total Knee Arthroplasties with Cement : A Concise Follow-up at 20 Years. J Bone Joint Surg Am, **100** : 472-478, 2018.

3) Ritter, M. A., et al. : The effect of alignment and BMI on failure of total knee replacement. J Bone Joint Surg Am, **93** : 1588-1596, 2011.

4) Labek, G., et al. : Revision rates after total joint replacement : cumulative results from world-wide joint register datasets. J Bone Joint Surg Br, **93** : 293-297, 2011.

5) Mahaluxmivala, J., et al. : The effect of surgeon experience on component positioning in 673 Press Fit Condylar posterior cruciate-sacrificing total knee arthroplasties. J Arthroplasty, **16** : 635-640, 2001.

6) Hetaimish, B. M., et al. : Meta-analysis of navigation vs conventional total knee arthroplasty. J Arthroplasty, **27** : 1177-1182, 2012.

7) Kim, Y. H., et al. : Computer-assisted surgical navigation does not improve the alignment and orientation of the components in total arthroplasty. J Bone Joint Surg Am, **91** : 14-19, 2009.

8) Molli, R. G., et al. : Computer-assisted navigation software advancements improve the accuracy of total knee arthroplasty. J Arthroplasty, **26** : 432-438, 2010.

9) Nam, D., et al. : Accelerometer-based computer navigation for performing the distal femoral resection in total knee arthroplasty. J Arthroplasty, **27** : 1717-1722, 2012.

10) Mason, J. B., et al. : Meta-analysis of alignment outcomes in computer-assisted total knee arthroplasty surgery. J Arthroplasty, **22** : 1097-1106, 2007.

11) Mizu-uchi, H., et al. : The evaluation of post-operative alignment in total knee replacement using a CT-based navigation system. J Bone Joint Surg Br, **90** : 1025-1031, 2008.

12) Goh, G. S., et al. : Accelerometer-Based and Computer-Assisted Navigation in Total Knee Arthroplasty : A Reduction in Mechanical Axis Outliers Does Not Lead to Improvement in Functional Outcomes or Quality of Life When Compared to Conventional Total Knee Arthroplasty. J Arthroplasty, **33** : 379-385, 2018.

特集：低侵襲 TKA の最前線 MIS-TKA を再考する

人工膝関節全置換術（TKA）における
中間屈曲位安定性
—インプラント選択と手術手技について—

佐藤　卓[*]

Abstract：Medial pivot 型 TKA 後における関節不安定性に関連する症状の発生状況と，症状発生のメカニズムを膝の立位三次元アライメントおよび動態解析の見地から検討した．同型の TKA では自覚的不安定感の発生は比較的低率であったが，インサート内側の後方リップの高さ低減と大腿骨後顆オフセット減少，脛骨インプラント過後傾の合併は膝伸展位における大腿骨の過度な後方化を惹起して自覚的不安定感の発生に関与していた．また，積極的に不安定感を訴える膝の動態解析では伸展位から中間屈曲位において大腿骨の過度な前方移動を呈していた．

（J MIOS. No. 90：19-27, 2019.）

はじめに

　近年，人工膝関節全置換術（以下，TKA）は，その長期耐用性においては極めて良好な成績が報告されており，ポリエチレンの摩耗やゆるみによる再置換は大幅に減少した[1)~3)]．一方で，それらに代わって関節不安定性が短・中期の再置換の臨床的問題として注目されている[4)5)]．また，再置換に至るほどの高度な不安定性でなくとも術後の関節不安定性および不安定感は関節機能や患者満足度低下の潜在的原因になっている可能性があり[6)~8)]，特に伸展位から中間屈曲位での安定性は歩行などの日常生活動作において重要である．1990 年に Martin らが mid-flexion instability の概念を joint line と関連させた実験的研究[9)]によって報告してから，中間屈曲位における関節不安定性

が注目されるようになり，近年は臨床例での研究も報告されている[10)~13)]．しかしながら，自覚症状を含めた臨床的問題を生じさせる関節不安定性がどのようなメカニズムであるのかは明らかになっていない．本稿では，不安定性に起因する患者の自覚症状と，膝関節の三次元アライメントおよび動態との関連について我々のグループで行った研究結果を紹介し，臨床上問題となる関節不安定性の発生メカニズムおよび不安定性予防に適した機種について検討する．

研究 1：TKA 後における自覚的不安定感と　　　膝関節立位三次元アライメントの関係

1．対象と方法
1）対　象
当院で進行期内側型変形性膝関節症に対して

Key words：　人工膝関節全置換術（TKA）　　中間屈曲位不安定性（mid-flexion instability）
インプラントデザイン（implant design）　　キネマティクス（kinematics）
三次元アライメント（3D alignment）　　自覚的膝不安定感（self-reported knee instability）

[*] Sato Takashi，〒 950-2022 新潟市西区小針 3-27-11　新潟医療センター整形外科，部長

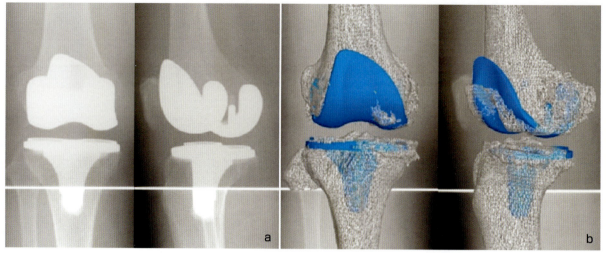

図 1. 2方向デジタル X 線による 2D-3D イメージマッチング
a：専用撮影台で撮影された下肢全長 2 方向デジタル X 線（図は膝の部分のみ呈示）
b：骨形状モデルとインプラント形状モデルを投影し，輪郭合わせによるイメージマッチングを行う．

TKA を施行後 1 年以上経過し，すべての診療評価，画像評価が可能であった 74 膝（女性 41 例 68 膝，男性 5 例 6 膝）を対象とした．平均年齢は 77.1 ± 6.5 歳，平均経過観察期間は 46.6 ± 26.6 か月であった．

2）手術手技

全例 measured resection 法を用い，後十字靱帯（以下，PCL）は温存したが脛骨側骨切りに伴い脛骨側付着部で部分剥離した．目標アライメントは冠状面においては大腿骨，脛骨の各機能軸に骨切り面が垂直となるように計画し，矢状面においては大腿骨側は関節形状と適合するように，脛骨側では術前の外側顆の後傾角度と等しくなるように計画した．

3）使用機種

MicroPort Orthopaedics. Inc.(Memphis) の medial pivot 型 TKA である Advance® もしくは Evolution® を用い，前者には double high 型インサート，後者では CR 型インサートを使用した．なお，これらのインサートはいずれも内側後方リップの高さを減じ，大腿骨内側顆の roll-back 運動を許容するタイプである．

4）三次元下肢アライメント解析

三次元下肢アライメント測定システム（Knee-CAS®, LEXI, Inc., Tokyo）[14)15)] を用いた．専用撮影台で正面と 60° 斜角の立位膝伸展位下肢全長 2 方向デジタル X 線撮影を行う（図 1-a）．次に CT 画像から取得した大腿骨と脛骨，大腿骨インプラントと脛骨インプラントの三次元コンピュータモデルをそれらの X 線画像に投影する．それぞれの輪郭をイメージマッチさせることで三次元的な下肢アライメントと骨に対するインプラントの設置位置・角度が算出される（図 1-b）．

5）検討項目

(1) 自覚的不安定感：Knoop らが提唱した self-reported knee instability（以下，SRKI）[16)17)] に準じて，直近 3 か月間での膝の急激な屈曲，ぐらつき，膝折れ症状の有無を聴取し，1 回でもあれば陽性とした．

(2) インプラント設置角度：大腿骨と脛骨の各々に設定された解剖学的座標系[14)]（以下，座標系）に基づいて評価した．冠状面アライメント，矢状面アライメントは大腿骨と脛骨の機能軸[14)] を基準として各々座標系冠状面と矢状面に，回旋アライメントは大腿骨に関しては surgical epicondylar axis（SEA）を，脛骨に関しては後十字靱帯付着部中央と脛骨結節内縁を結んだ前後軸（Akagi line）[18)] を基準として座標系横断面に投影して評価した．

(3) 大腿骨-脛骨間（以下，FT）アライメント：

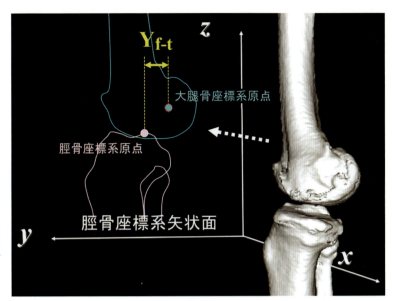

図 2.
脛骨座標系原点からみた大腿骨座標系原点位置を脛骨座標系矢状面（yz 平面）に投影し，y 座標値の差分で Yf-t を評価する．

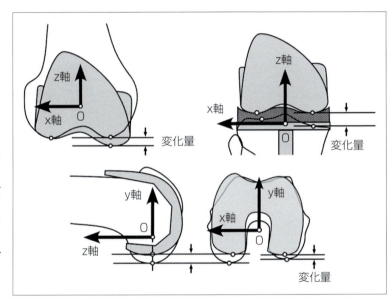

図 3.
術前後関節形状（ジョイントライン）変化
各骨に設定された座標に基づいて大腿骨最遠位点（大腿骨ジョイントライン），最後方点（大腿骨後顆オフセット），脛骨最近位点（脛骨ジョイントライン）を内外側個別に評価する．

Ariumi らの方法[19]に準じて大腿骨と脛骨の機能軸を基準として評価した．FT 冠状面アライメントは両機能軸を大腿骨座標系冠状面に，FT 矢状面アライメントは同じく同座標系矢状面に投影して 2 軸のなす角で評価した．FT 横断面（回旋）アライメントは大腿骨 SEA と脛骨前後軸を大腿骨座標系横断面に投影して 2 軸のなす角を評価した．さらに脛骨座標系原点からみた大腿骨座標系原点の前後方向位置を脛骨座標 y 座標値で評価した値，Yf-t とし，その術前後の変化を計測（大腿骨後方化で負値）した（図 2）．

（4）術前後の関節形状（ジョイントライン）変化：
筆者らの手法[14]に基づいて術前における大腿骨内外側顆部の最遠位点（大腿骨ジョイントライン），最後方点（大腿骨後顆オフセット），および脛骨内外側顆部の最近位点（脛骨ジョイントライン）が術後いかに変化したかを各骨の座標値で評価した（図 3）

6）統計解析
SRKI の有無で分けた 2 群における各アライメントパラメーターの比較には Mann-Whitney U 検定を，アライメントパラメーター間の相関解析には

表 1. 術前後の関節形状（ジョイントライン）変化

		不安定感		p 値
		なし	あり	
大腿骨インプラント設置角度	内外反（外反正）	−0.4±1.6	−0.2±1.7	0.73
	屈曲伸展（伸展正）	−2.9±3	−2.4±4	0.63
	回旋（外旋正）	−0.1±2.8	0.2±1.5	0.74
脛骨インプラント設置角度	内外反（外反正）	−0.4±1.5	0.1±2	0.28
	前後傾（前傾正）	−3.9±2.9	−5±2.7	0.19
	回旋（外旋正）	−5.5±5.2	−4.5±5.5	0.56
FT アライメント	内外反（HKA）	181±2.4	181±2.8	0.51
	屈伸（伸展正）	−3.6±6.2	−4.3+9	0.74
	回旋（＜90 脛骨外旋）	85±6.4	87.1+7.8	0.3
	前後（Yf-t）（脛骨前方正）	**−8.5±5.3**	**−13.3±3**	**0.021**
大腿骨形状（ジョイントライン）変化	内側遠位（上昇正）	−0.5±2.5	−0.1±2.1	0.71
	外側遠位（上昇正）	−1.3±32	−1.3±1.8	0.69
	内側後顆（PCO 減少正）	2±3.1	1.9±3.5	0.64
	外側後顆（PCO 減少正）	−0.6±2.7	−0.5+2.1	0.96
脛骨形状（ジョイントライン）変化	内側近位（上昇正）	4.9±4.5	4.2±2.1	0.9
	外側近位（上昇正）	−3.8±4.6	−5±3.1	0.7

（p 値の右側、大腿骨インプラント設置角度から脛骨インプラント設置角度にかけて「>0.05」、大腿骨形状・脛骨形状変化にかけて「>0.05」）

ピアソンの積率相関解析を用いた．

2．結　果

　SRKI は全体の 74 膝中 14 膝（18.9％）に認めた．2 群における各インプラント設置角度，FT アライメント，術前後の関節形状（ジョイントライン）変化を表 1 に示す．2 群間において Yf-t のみ有意差を認め，SRKI を認めた群では認めない群に比して有意に大腿骨が脛骨に対して後方に位置していた（p＝0.021）．また，Yf-t と大腿骨内外側後顆オフセットとの間に有意な相関（内側 r＝−0.4，p＜0.0001，外側 r＝−0.53，p＜0.0001）を認め，同じく Yf-t と脛骨インプラント後傾角度に有意な相関（r＝0.29，p＝0.012）を認めた．これは脛骨インプラントの後傾角度の増大するほど，また，大腿骨後顆オフセットが減少するほど大腿骨が後方化することを示している．

研究 2：TKA 後における不安定感と動態の関係

1．対象と方法

1）対　象

（1）**コントロール群**：当院で進行期内側型変形性膝関節症に対して TKA を施行後 1 年以上経過し，全く愁訴なく経過良好な 21 膝（女性 18 膝，男性 3

膝）．平均年齢は 74±6.2 歳，平均経過観察期間は 42.3±21.6 か月であった．

（2）**有症状不安定群**：当院で進行期内側型変形性膝関節症に対して TKA を施行後 1 年以上経過し，明らかな不安定性に起因する症状[14)15)]（膝崩れ症状，不安定感，の訴えがある）5 膝（女性 4 膝，男性 1 膝）．平均年齢 73±9.5 歳であった．なお，この 5 膝は当科に 1 年間で受診した 234 膝の中で上記症状を積極的に訴えた 5 症例である．

2）手術手技

　研究 1 と同じ．

3）使用機種

　研究 1 と同じ．

4）動態解析

（1）**インプラントの三次元設置位置評価**：TKA 術後に，上述した三次元下肢アライメント測定システム（KneeCAS®）を用いて骨に対するインプラントの三次元設置位置評価を行い，骨に対するインプラントの設置位置情報を取得する[14)15)]．

（2）**1 方向 X 線透視による膝運動撮影**：専用撮影台を用いて被検者の立位膝最大伸展位から最大屈曲位までのしゃがみ込み運動における膝側面像を，フラットパネル（AXIOM Artis dTA, Sie-

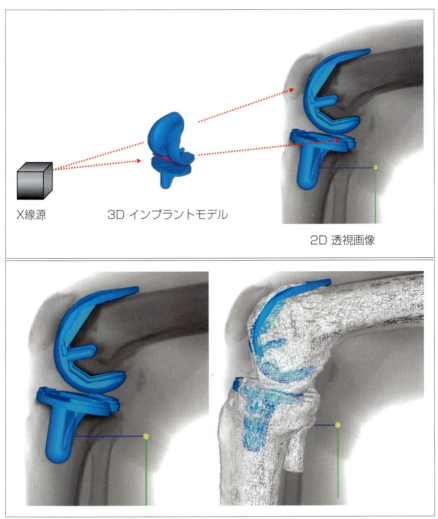

図 4. 1方向透視画像による 2D-3D イメージマッチング

a：獲得したすべての透視画像に 3D インプラントモデルを投影して輪郭合わせによるイメージマッチングを行い，インプラント間の相対運動情報を獲得する．

b：KneeCAS® で得られた骨に対するインプラントの設置位置情報を付加することでインプラント間のみならず，FT の相対運動情報が得られる．

mens Inc., Germany, Sampling frequency：15 Hz, image area：380×300 mm, image resolution：1,240×960 mm/pixel)でパルス撮影し，連続した静止画像としてコンピュータに取り込む．

(3) **Image registration 法による動態解析**：独自開発の registration 法を用いた専用ソフトウェア(KneeMotion, LEXI, Inc. Tokyo)に解析する透視 X 線画像をロードし，画像上の大腿骨インプラントと脛骨インプラントの輪郭に，投影された各インプラントモデルの輪郭を自動マッチングさせることで両インプラント間の三次元的相対位置を計算し，これをすべての透視画像で行うことで両インプラント間の相対運動情報を得る[20]（図4-a）．これに(2)で得られた骨に対するインプラントの設置位置情報を付加（図4-b）することにより，インプラント間だけでなく，FT の相対運動が算出され，骨に設定された surgical epicondylar axis (SEA)などの共通のパラメーターによる運動評価が可能となる．

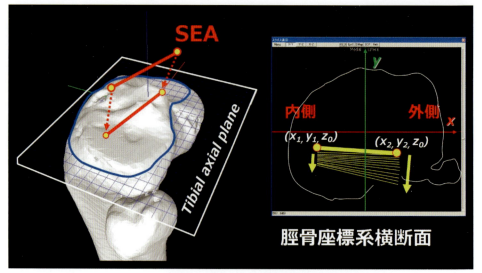

図5. 運動評価のパラメーター
SEA内外側端点を脛骨座標系横断面に投影し，膝運動に伴うその前後方向位置の変化をy座標値で評価する．

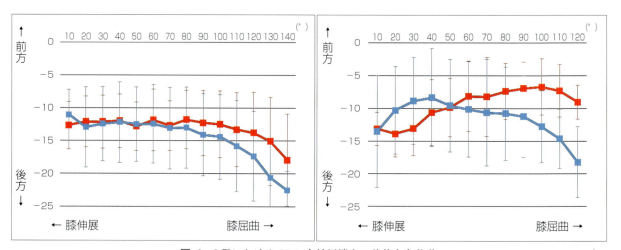

図6. 2群におけるSEA内外側端点の前後方向移動
a：対照群
b：有症状不安定群
（赤：内側，青：外側）

(4) 評価パラメーター

各屈曲角度における大腿骨のsurgical epicondylar axis（SEA）の内外側端点を脛骨座標系横断面に投影し，各々の前後方向移動を評価した（図5）．

5）統計解析

2群間におけるSEA内外側端点の前方向移動量の差をMann-Whitney U testで検討した．

2．結　果

2群におけるSEA内外側端点の前後方向移動を図6に示す．対照群では伸展位から屈曲80°前後までは内外側ともにほとんど前後方向移動を認めず，屈曲80°以降は内外側ともに後方へ移動した．有症状不安定群では内側は伸展位から屈曲100°程度まで前方移動し，特に屈曲60°までに大きく前方に移動し，外側は伸展位から屈曲40°まで前方移動を示した．2群における各端点の前方移動量を表2に示す．SEA内側端点の前方移動量は対照群に比して有症状不安定群で有意に増大していた（p＝0.003）．

表 2. 2群における各端点の前方移動量

	対照群	有症状不安定群	p値
内側	2.3±2.7	8.1±2.2	0.003
外側	1.8±2.9	2.2±2.4	>0.05

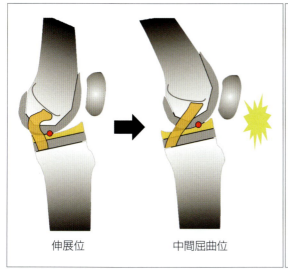
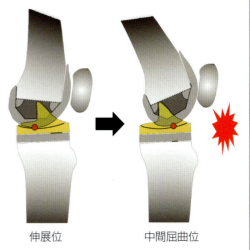
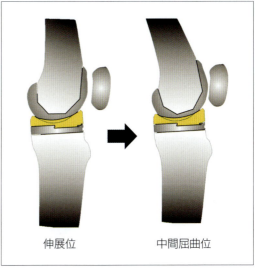

a	b
c	

図 7.
不安定感発生のメカニズム
　a：CR 型．伸展位で大腿骨の過度な後方化が存在し，屈曲に伴い PCL に緊張が与えられるまで大腿骨が前方にスリップする．
　b：PS 型．同じくポストカム機構が前方でインピンジするまで大腿骨が前方にスリップする．
　c：Medial pivot 型．内側のボールソケット形状により，伸展位での大腿骨後方化が生じにくく，屈曲に伴う大腿骨の前方化も生じにくい．
　赤丸印：大腿骨インプラントとインサートの接触点

考 察

　本研究1では，medial pivot 型 TKA でインサート内側の後方リップの高さを減じたタイプのインサートを用いた症例において，SRKI の発生と三次元膝アライメント，インプラント設置角度，ジョイントライン変化との関係を検討した．その結果，(1)全体の18.9%で術後 SRKI が生じていたこと，(2) SRKI を認めた症例では荷重下伸展位において大腿骨が後方化していたこと，(3)大腿骨後方化には脛骨インプラントの後傾角度と大腿骨内外側オフセット減少が関連していたことが示された．Fleetonら[6]は TKA 前後における SRKI を323例に対して評価し，TKA 前は全体の72%で，TKA 後は32%（術後新たに発生した症例含む）で SRKI を認めたと報告している．同報告ではインプラン

トの機種に関して詳記されていないが，これらと比較するとmedial pivot型を用いた本研究でのSRKI発生率は低いといえるかもしれない．しかしながら上記(2)(3)から，medial pivot型のTKAを用いても，後方リップの高さを減じたタイプのインサートの使用，および脛骨インプラントの過後傾と大腿骨後顆オフセット減少により伸展位での大腿骨後方化が生じることでSRKIを惹起する可能性があることを念頭に置く必要がある．これは，手術により大腿骨後顆オフセットが減少して後方関節包にゆるみが生じ，前後方向の弛緩性が生じているところに前十字靱帯(以下，ACL)機能不全と脛骨インプラントの過後傾が合併したことにより荷重下伸展位で大腿骨後方化が生じやすい状況のなかで，その抑制機構である後方リップが低いことで大腿骨が後方化したものと推察される．

　また，本研究2において，不安定性に関連する症状を有する膝では伸展位から中間屈曲位にかけて大腿骨が有意に前方移動することが示された．このことと本研究1の結果を考え含めると，TKA後の不安定感は，伸展位における大腿骨後方化が生じた状態から屈曲に伴って大腿骨が急激に前方に移動することがその発生要因の1つであると考えることができる．これまでこの大腿骨前方移動(paradoxical anterior movement)はPCL機能不全がその一因と考えられてきた[21]が，本研究の結果から，伸展位の段階で大腿骨の過度な後方化が生じ，その状態から屈曲に伴って前方移動することを考えると，むしろACL機能不全が強く関与していると考えられる．また，Dimitriouら[22]は本研究2とほぼ同一の手法で健常膝，および一般的なPCL温存型のTKA術前/術後の動態解析を行っており，TKA後では平均的に伸展位から中間屈曲位での大腿骨前方移動が生じていること，さらに健常膝と比較すると術後は伸展位において大腿骨が後方化していることを報告している．したがって，形状的な前後方向の拘束性が高くない一般的なインプラントを用いた場合の前後不安定性発生のシナリオとしては，脛骨インプラントの後傾角度と後方関節包弛緩などの条件により伸展位で大腿骨が過度に後方化し，屈曲に伴って(PCL温存型では)PCLの緊張が生じるまで，もしくはPS型におけるポストカム機構の前方インピンジが生じるまで大腿骨が急激に前方移動すること，もしくは屈曲位から伸展する際にその反対の運動が生じているものと考えられた(図7-a, b)．Medial pivot型TKAでは内側コンパートメントがボールソケット形状であり，前方後方ともにリップが高く，それぞれ後方制動と前方制動に寄与している．したがって，いわゆる両十字靱帯機能代償(bi-cruciate substituting)型に位置づけられ，理論的には伸展位での大腿骨後方化や屈曲に伴う前方移動も生じにくいものと考えられる(図7-c)．本研究ではmedial pivot型TKAを用いていたが，全例に後方リップを減じたタイプのインサートを用いており，また脛骨インプラントの後傾角度は原則的に術前の脛骨外側関節面の後傾角度と同等になるように計画していた．術前の脛骨後傾角度は症例によって異なり，時に10°近い後傾角度となる症例も存在していたために，脛骨インプラントが過後傾となり，それと大腿骨後顆オフセット減少が合併したことが不安定感発生の原因となった可能性がある．現在は全例後方リップが高いタイプのインサート(Evolution®ではCS型)を用いており，脛骨インプラントの後傾角度も原則的に脛骨機能軸から3°の後傾で骨切りを行っている．

まとめ

　(1)Medial pivot型TKAは前後方向の不安定性予防には理論的に有利である．

　(2)脛骨インプラントの過後傾と大腿骨後顆オフセット減少が合併すると膝伸展位で大腿骨が過度に後方化し，自覚的不安定感の発生に繋がる可能性がある．

　(3)不安定感を訴える症例では平均的に膝伸展位から中間屈曲位にかけて大腿骨の前方移動を呈しており，この動態パターンが不安定感を惹起している可能性が示唆された．

文　献

1）Kim, Y. H., et al.：The Long-Term Results of Simultaneous High-Flexion Mobile-Bearing and Fixed-Bearing Total Knee Arthroplasties Performed in the Same Patients. J Arthroplasty, 2018. Epub ahead on print.

2）Baier, C., et al.：Clinical, radiological and survivorship results after ten years comparing navigated and conventional total knee arthroplasty：a matched-pair analysis. Int Orthop, **41**：2037-2044, 2017.

3）McCalden, R. W., et al.：Clinical Results and Survivorship of the GENESIS II Total Knee Arthroplasty at a Minimum of 15 Years. J Arthroplasty, **32**：2161-2166, 2017.

4）Le, D. H., et al.：Current modes of failure in TKA：infection, instability, and stiffness predominate. Clin Orthop Relat Res, **472**：2197-2200, 2014.

5）Lombardi, A. V. Jr., et al.：Why knee replacements fail in 2013：patient, surgeon, or implant？ Bone Joint J, **96-B**（11 supple A）：101-104, 2014.

6）Fleeton, G., et al.：Self-reported knee instability before and after total knee replacement surgery. Arthritis Care Res, **68**：463-471, 2016.

7）Tsukiyama, H., et al.：Medial rather than lateral knee instability correlates with inferior patient satisfaction and knee function after total knee arthroplasty. Knee, **24**：1478-1484, 2017.

8）Azukizawa, M., et al.：Intraoperative medial joint laxity in flexion decreases patient satisfaction after total knee arthroplasty. Arch Orthop Trauma Surg, **138**：1143-1150, 2018.

9）Martin, J. W., et al.：The influence of joint line position on knee stability after condylar knee arthroplasty. Clin Orthop Relat Res, **259**：146-156, 1990.

10）Hino, K., et al.：Mid-flexion laxity is greater after posterior stabilized total knee replacement than with cruciate-retaining procedures. A computer navigation study. Bone Joint J, **95**：493-497, 2013.

11）Hasegawa, M., et al.：Factors contributing to patient satisfaction and expectations following computer-assisted total knee arthroplasty. J Knee Surg, **31**：448-452, 2018.

12）Matsumoto, K., et al.：Postoperative anteroposterior laxity influences subjective outcome after total knee arthroplasty. J Arthroplasty, **32**：1845-1849, 2017.

13）Mochizuki, T., et al.：Association between anteroposterior laxity in mid-range flexion and subjective healing of instability after total knee arthroplasty. Knee Surg Sports Traumatol Arthrosc, **25**：3543-3548, 2016.

14）Sato, T., et al.：Quantitative Three-Dimensional Analysis of Preoperative and Postoperative Joint Line in Total Knee Arthroplasty. A New Concept for Evaluation of Component Alignment. J Arthroplasty, **22**：560-568, 2007.

15）佐藤　卓ほか：三次元下肢アライメント測定システムを用いた人工膝関節コンポーネントの設置位置評価．臨整外，**42**：893-902，2007.

16）Knoop, J., et al.：Association of Lower Muscle Strength with Self-Reported Knee Instability in Osteoarthritis of the Knee：Results From the Amsterdam Osteoarthritis Cohort. Arthritis Care Res, **64**：38-45, 2012.

17）van der Esch, M., et al.：Self-reported knee instability and activity limitations in patients with knee osteoarthritis：results of the Amsterdam osteoarthritis cohort. Clin Rheumatol, **31**：1505-1510, 2012.

18）Akagi, M., et al.：An anteroposterior axis of the tibia for total knee arthroplasty. Clin Orthop Relat Res, **420**：213-219, 2004.

19）Ariumi, A., et al.：Three-dimensional lower extremity alignment in the weight-bearing standing position in healthy elderly subjects. J Orthop Sci, **15**：64-70, 2010.

20）Kobayashi, K., et al.：Image-based matching for natural knee kinematics measurement using single-plane fluoroscopy. J Japanese Society for Experimental Mechanics, **9**：162-166, 2009.

21）Feng, C. H., et al.：Is the posterior cruciate ligament necessary for medial pivot knee prosthesis with regard to postoperative kinematics？ Knee Surg Sports Traumatol Arthrosc, **23**：3375-3382, 2015.

22）Dimitriou, D., et al.：Weight-bearing condyle motion of the knee before and after cruciate-retaining TKA：In-vivo surgical transepicondylar axis and geometric center axis analyses. J Biomech, **49**：1891-1898, 2016.

形成外科領域雑誌 ペパーズ

PEPARS 大好評増大号

ベーシック&アドバンス 皮弁テクニック

No. 135　18年3月増大号
オールカラー　160頁
定価（本体価格5,200円＋税）

編集／長崎大学教授　田中克己

第一線で活躍するエキスパートたちの皮弁術のコツを一挙公開！
明日から使えるTipsが盛りだくさんの1冊！

■目　次■

- 局所皮弁の基礎と応用
- 遠隔皮弁の基礎と応用
- 顔面の局所皮弁
- 手・手指の皮弁
- 大胸筋皮弁の基本と応用
- 肩甲骨弁・肩甲骨皮弁
- 広背筋皮弁
- 腹直筋皮弁・下腹壁動脈穿通枝皮弁
- 鼠径皮弁とSCIP flap
- 腸骨弁・腸骨皮弁
- 会陰部の皮弁
- 大殿筋皮弁
- 大腿筋膜張筋皮弁
- 前外側大腿皮弁
- 膝周囲の皮弁
- 下腿の皮弁
- 腓骨弁・腓骨皮弁の挙上方法
- 足・足趾の皮弁

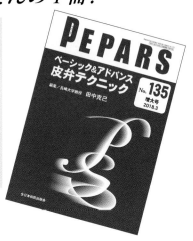

実践！よくわかる縫合の基本講座

No. 123　17年3月増大号
オールカラー　192頁
定価（本体価格5,200円＋税）

編集／東京医科大学兼任教授　菅又　章

形成外科の基本のキ。
"きれいな"縫合のコツをエキスパート講師陣が伝授！

■目　次■

- 形成外科における縫合法の基本（総説）
- 形成外科における縫合材料
- 皮下縫合・真皮縫合の基本手技
- 頭部の縫合法
- 顔面外傷の縫合法
- 眼瞼手術における縫合法
- 頭頸部再建における縫合法
- 瘢痕・ケロイドの手術における切開・縫合法の工夫
- 乳房再建における縫合法
- 唇裂口蓋裂手術における縫合法
- 四肢外傷における縫合の要点
- 虚血肢救済手術における縫合法
- 美容外科における縫合法
- 植皮・皮弁術における縫合法
- 血管の縫合法
- 神経縫合の基礎とその実践法
- 腱の縫合法
- リンパ管の縫合法
- リンパ管静脈吻合とリンパ節移植における縫合術
- "抜糸のいらない"縫合材料

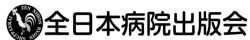

全日本病院出版会　〒113-0033　東京都文京区本郷3-16-4　Tel：03-5689-5989
http://www.zenniti.com　Fax：03-5689-8030

特集：低侵襲 TKA の最前線 MIS-TKA を再考する

人工膝関節全置換術（TKA）における
膝蓋大腿関節
―関節圧と手術手技について―

谷川英徳*

> **Abstract**：近年，センサーの小型化により術中の大腿脛骨関節圧や膝蓋大腿関節圧の測定が可能となってきた．膝蓋大腿関節圧の臨床的意義は未だ不明な点が多いが，インプラントの磨耗，緩み，膝関節前面の痛みなどと関連するといわれている．TKA を行うと膝蓋骨置換，非置換に関わらず膝蓋大腿関節圧は上昇する．また，インプラントの種類（CR 型，CS 型，PS 型）や膝蓋骨コンポーネントの設置位置，膝蓋骨外側の軟部組織リリースの有無，膝蓋骨骨切り量によっても膝蓋大腿関節圧は変化する．術中の膝蓋大腿関節圧と術後の臨床成績が関連すると報告されており，術中の膝蓋大腿関節圧を適正な範囲に収めることで TKA の満足度を上げることができる可能性がある．TKA 手術時に膝蓋骨置換をするべきかどうかの結論は出ていない．再手術率が少ない，膝関節前面痛が少ないという利点がある一方，膝蓋骨骨折や脱臼，overstuffing，patellar clunk syndrome などの欠点がある．

(J MIOS. No. 90：29-36, 2019.)

はじめに

近年は MEMS（micro electro mechanical systems）に代表されるようにセンサーが小型化されたことで，従来では測定することが難しかった大腿脛骨関節圧や膝蓋大腿関節圧の測定が可能となった．2012 年には圧センサーを組み込んだ TKA インサートトライアルが登場し，術中の大腿脛骨関節圧を指標にした軟部組織バランス獲得について初めて報告された[1]．この関節圧が臨床的にどのような意味を持つかについては今後の研究が必要となるが，関節圧という新しい指標を手にしたことで，従来の measured technique や gap technique に加えて，関節圧を指標とする手技（pressure technique ともいえる）が生まれる可能性がある．関節圧バランスを整えることで術後成績が向上したという報告や，関節圧バランスを整えるための手技も報告されており，現在は 8 割程度である TKA の満足度をさらに上げることができるか注目される．

膝蓋大腿関節圧に関してはまだ発展途上の段階であり，市販の膝蓋大腿関節圧装置というものは存在しない．とはいえ薄型の圧センサーをインプラントに組み込んだり，有限要素法や逆動力学を用いた解析で膝蓋大腿関節の圧について様々な研究がなされている．膝蓋大腿関節圧の臨床的意義

Key words：人工膝関節全置換術（total knee arthroplasty）　膝蓋大腿関節（patellofemoral joint）
バイオメカニクス（biomechanics）　関節圧（joint pressure）
膝蓋骨置換（patella resurfacing）

* Tanikawa Hidenori，〒 230-8765 神奈川県横浜市鶴見区下末吉 3-6-1　済生会横浜市東部病院整形外科，医長

は未だ不明な点が多いが，例えばインプラントの磨耗，弛み，膝関節前面の痛みなどと関連する可能性がある．またインプラント設置位置や手術手技，膝蓋骨置換の有無などは膝蓋大腿関節圧に影響してくる．本稿では過去の研究を参考にしつつ，TKA と膝蓋大腿関節について記してみたい．

膝蓋大腿関節の解剖

膝蓋骨近位は大腿四頭筋腱によって，遠位は膝蓋腱によって支持されている．大腿四頭筋が収縮すると膝関節には屈曲モーメント(external flexion moment)が発生し，これを支えるように膝蓋大腿関節面に力が発生する．膝蓋大腿関節圧を求める方法は様々であり，1972 年の Reilly らの研究を始めとして多くの研究が行われてきた[2]．例えば，歩行時や階段昇降時，ランニング時など，運動時の膝蓋大腿関節圧を知りたい場合には，床反力計と逆動力学解析を用い，膝関節屈曲モーメントと膝関節角度から膝蓋大腿関節圧を算出する方法が用いられる．大腿四頭筋やハムストリングなど膝周囲に生じる力が過去の研究でわかっている場合には，膝関節モデルや有限要素法を用いることで膝蓋大腿関節圧を算出することができる．直接膝蓋大腿関節圧を測定する方法として，膝蓋骨と大腿骨の間に圧センサーを挟み込んだり，TKA の膝蓋骨コンポーネントに圧センサーを組み込む方法が用いられてきた．

膝蓋大腿関節にかかる圧力は膝関節が屈曲するほど，そして大腿四頭筋が作用するほど大きくなる．歩行時に膝関節は 0〜70°まで可動するが，膝蓋大腿関節に圧が生じる立脚期には膝は伸展している．そのため歩行時に膝蓋大腿関節に生じる圧は少なく体重の 0.8 倍以下である．階段上りでより膝関節屈曲位で荷重するため膝蓋大腿関節にかかる圧も上昇し，膝関節屈曲 60°で体重の 3 倍程度の圧がかかる．階段下りのときに膝蓋大腿関節にかかる圧は階段上りのときとほぼ同じであるが膝関節屈曲 80°で最も負荷がかかる．スクワット動作に関する研究は数多く行われており，膝関節

が屈曲位になるほど膝蓋大腿関節圧は上昇し，120°の屈曲位で体重の 4〜6 倍の力が膝蓋大腿関節に生じると報告されている[3]〜[5]．

TKA 膝の膝蓋大腿関節圧について

TKA を行うと膝蓋骨置換非置換に関わらず膝蓋大腿関節圧は上昇する．これは，TKA を行うことで大腿骨や脛骨の形状が変化し膝蓋骨のトラッキングが変化することや，軟部組織のバランスが変化するためと考えらえる．正常な膝関節と比較して，膝蓋骨非置換の TKA を行うと，膝蓋大腿関節の接触面積は 26％減少し，単位面積当たりの最大圧は 32％上昇する．さらに膝蓋骨を置換すると，正常膝と比較して接触面積は 70％減少し，単位面積あたりの最大圧は 2.6 倍になると報告されている[6]．つまり膝蓋骨置換の TKA を行うと，膝蓋骨と大腿骨の接触面積が減少し，その代償として局所的に大きな圧力が生じるようになる．膝蓋骨コンポーネントの緩みを防ぐためにも，膝蓋骨置換を行う際は正しい角度で骨切りを行い，セメントが硬化するまで膝蓋骨とコンポーネントをしっかり圧着させておくことが重要である．

圧センサーを組み込んだ膝蓋骨トライアルを用いた実験では，正常膝（膝蓋骨のみ置換した膝）と比較して，TKA を行った膝ではインプラント種類（CR 型，CS 型，PS 型）によらず膝蓋大腿関節圧が上昇することが明らかとなった[7]．正常膝の膝蓋大腿関節圧は膝伸展位では小さいが，膝を屈曲するにつれて大きくなっていき，膝屈曲 70°をピークにそれ以上の屈曲角度では横ばいとなる．一方で，TKA 膝の膝蓋大腿関節圧は膝屈曲角度が大きくなるにつれて上昇を続け，120°の屈曲角度では正常膝の 3 倍となる（図1，2）．インプラント種類の比較を行うと，PS 型の TKA が膝蓋大腿関節圧が最も小さく，CR 型および CS 型と比較して約 20％少ない圧になる．PS 型の TKA では post と cam により膝屈曲時にロールバックが起こるため，脛骨が大腿骨に対して前方に位置する．そ

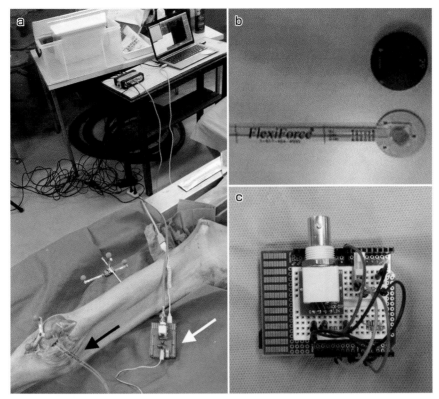

図1.
a：膝蓋大腿関節圧の測定方法，圧センサー（黒矢印）がトランスデューサー（白矢印）に接続されている．
b：薄さ100μmの圧センサー（FlexiForce, TekScan）が膝蓋骨トライアルに挟み込まれている．
c：市販の電子工作キット（Arduino, SRL）を用いて作成した，圧力を抵抗に変換するトランスデューサー

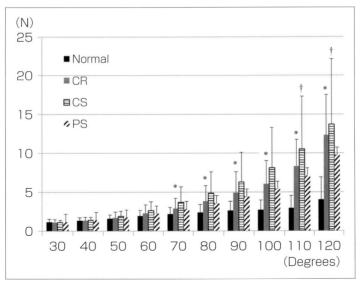

図2.
正常膝（膝蓋骨のみ置換），CR型TKA，CS型TKA，PS型TKAでの膝蓋大腿関節圧の比較．正常膝では膝屈曲角度が増加しても膝蓋大腿関節圧は大きく変化しない．一方でTKA膝ではTKAの種類によらず膝蓋大腿関節圧は正常と比較して有意に増加する．（＊は正常膝と比較して有意差あり）

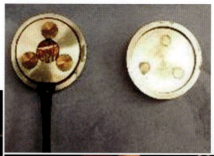
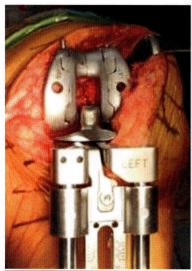
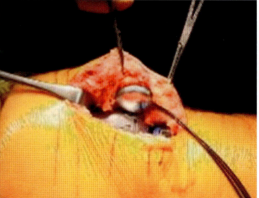

図3.
術中のgap測定と膝蓋大腿関節圧の測定方法．膝蓋骨トライアルに小型圧センサーを3個組み込んで測定する．
(東邦大学整形外科の金子卓男先生より許可を得て引用)

のために膝蓋大腿関節圧が減少すると考えられる．

膝蓋大腿関節圧が術後成績にどのように影響を与えるかを調べた研究は少ない．Kanekoらは術中に圧センサーを組み込んだ膝蓋骨トライアルを用いて膝蓋大腿関節圧を測定し，術後の膝関節スコアや患者満足度との関連性を報告している[8]（図3）．140°屈曲位での膝蓋大腿関節圧が低下するとKnee Society Score（KSS）の患者満足度およびForgotten Joint Score 12が有意に改善する，

また60°の膝蓋大腿関節圧が低下するとpatella scoreが有意に改善することが明らかとなった．現時点でTKAの膝蓋大腿関節圧を測定する機器は市販されていないが，今後術中の膝蓋大腿関節圧を適正な範囲に収めることでTKAの満足度を上げることができる可能性がある．

膝蓋大腿関節圧は術中の軟部組織の操作や，インプラント設置位置によっても影響される．膝蓋骨外側の軟部組織のリリースや膝蓋骨外側の部分

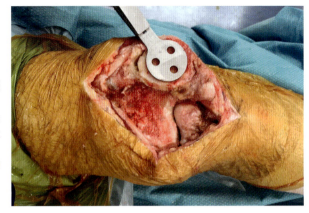

図4.
筆者の術中の膝蓋骨置換の方法
膝蓋骨のサイズはなるべく大きいものを選択する．中央より1～2 mm程度内側に設置し，外側の余分な骨は斜めにボーンソーにて切除する．膝蓋骨近位の軟部組織はpatellar clunk syndromeの原因になり得るために切除する．膝蓋骨の厚みを骨切り前と後で測定し，適切な量の骨切りができていることを確認する．

骨切除（lateral facetectomy）は，膝蓋骨のトラッキングを良好にし，臨床スコアを高めることがわかっている．膝蓋大腿関節圧は軟部組織リリースによって27％減少，膝蓋骨外側を10％切除することによって45％減少，膝蓋骨外側を20％切除することによって64％減少する[9]．膝蓋骨外側の軟部組織には膝蓋骨の栄養血管が走行しており，これを損傷すると術後の膝蓋骨骨折のリスクが上がる可能性がある．外側軟部組織のリリースを行う際は，膝蓋骨に沿って緊張している部分のみをリリースし，栄養血管を損傷しないように注意する必要がある．

膝蓋骨は左右非対称の形状をしており，その頂点はやや内側に位置している．そのため，膝蓋骨置換を行うときに，やや内側に膝蓋骨コンポーネントを設置する手技（medialization）が知られている．Medializationによって外側への膝蓋骨亜脱臼を防ぐ，外側軟部組織の緊張を緩める，膝蓋骨のトラッキングを良好にするなどの効果が期待できる．Medializationは膝蓋大腿関節圧を減少させる効果もあり，2.5 mmのmedializationによって膝関節屈曲75°での関節圧は16％減少して，5.0 mmのmedializationによって関節圧は29％減少する．一方で，medializationを行うと膝蓋骨が外旋する傾向があり，2.5 mmのmedializationでは1.7°，5.0 mmのmedializationでは3.2°の外旋が生じる[10]．膝蓋骨が外旋することで，膝蓋骨と大腿骨コンポーネントが接触すると術後疼痛の原因となるため，膝蓋骨外側の余分な骨は切除しておくことが望ましい．Medializationを行うために膝蓋骨コンポーネントのサイズを下げることは固定不良の原因となるため，筆者はなるべく大きめのサイズを選んだうえで，可能であれば最大2 mm程度のmedializationを行い膝蓋骨を設置している（図4）．

膝蓋骨の骨切り量によっても膝蓋大腿関節圧は変化する．膝蓋骨の厚みが2 mm増加すると膝蓋大腿関節圧は2.7倍になり，膝蓋骨の厚みが1 mm増加するごとに関節可動域は3°減少すると報告されている[11)12)]．そのため，膝蓋骨を置換する際には厚みを増やさないように（overstuffingしないように）注意する必要がある．Overstuffingになると膝蓋大腿関節の圧が上昇し，膝蓋骨ポリエチレンの磨耗や弛み，痛みや可動域制限の原因となるため，骨切り前後の膝蓋骨の厚みを測定し骨切り量が正確であるかチェックすることが重要である．Overstuffingは大腿骨前面の骨切り量が少ない場合にも生じる．大腿骨前面のノッチ形成を避けるために大腿骨インプラントを前方設置したり，大腿骨を伸展位で設置すると起こりやすい．大腿骨の前弯が強い患者の場合には通常の髄腔ロッドを用いると大腿骨コンポーネントが伸展位で設置されやすくなる．可撓性の髄腔ロッドを用いると大腿骨コンポーネントを適切な角度で設置しやすくなるので有用である．

Overstuffingにならないように注意することも大切であるが，膝蓋骨を切りすぎて厚みが2 mm以上減少すると，膝蓋骨クランクや軋轢音が生じるリスクが2.5倍になると報告されている[13]．膝蓋骨の骨切りはインプラントの厚みの分を切除することが基本である．しかしながら，膝蓋骨の厚みが12 mm以下になると膝蓋骨骨折のリスクが

表1. TKAメーカーの膝蓋骨インプラントの厚み一覧表

インプラント （会社名）	膝蓋骨サイズ	厚み	ポリエチレンの 種類	その他特色
Triathlon (Stryker)	27, 29	8.0 mm, 8.0 mm	UHMWPE＋3回の 熱処理(annealing)	medialized patella がある.
	31, 33	9.0 mm, 9.0 mm		
Persona (Zimmer Biomet)	26, 29	7.5 mm, 8.0 mm	ビタミンE混合 UHMWPE	
	32, 35	8.5 mm, 9.0 mm		
	38, 41	9.5 mm, 10 mm		
Journey II (Smith & Nephew)	In-Lay：23, 26, 29	In-Lay：8.0 mm	UHMWPE	On-Layは 厚さ7.5 mmの 薄型もある.
	On-Lay：26, 29, 32, 35	On-Lay：9.0 mm		
Attune (DePuy Synthes)	29, 32	8.5 mm, 9.0 mm	抗酸化剤混合ポリ エチレン	medialized patella が2種類ある.
	35, 38	9.5 mm, 10 mm		
	41	10.5 mm		
Trimax (MDM)	29	7.5 mm	ビタミンE混合 UHMWPE	
	32	8.0 mm		
	35	9.0 mm		

危惧される[14]. 標準的な膝蓋骨インプラントの厚みは8 mmであるため，患者の膝蓋骨が20 mm以下の場合は膝蓋骨非置換を選択したり，In-layタイプや薄型の膝蓋骨（例えば，Smith & Nephew社にはこのようなオプションがある）の使用を考慮する（表1）.

膝蓋骨コンポーネントを骨セメントで固定する際には，セメントが硬化するときに熱膨張を起こしコンポーネントが浮きやすいため，セメント硬化が終わるまでしっかり圧着しておく. また，ペグ穴が浅く掘れていたり骨切り面が不整であると，インプラントが浮いて設置されてしまうため，トライアルで浮きがないか確認することも重要である.

TKAで膝蓋骨は置換する？置換しない？

膝蓋骨置換，非置換の比較については数多くの研究がされているが，膝蓋骨置換をするべきかどうかの結論は出ていない. 膝蓋骨置換のメリットとしては，再手術率が少ない，費用対効果に優れている，膝関節前面痛が少ないという点が挙げられる. 一方で，膝蓋骨骨折，膝蓋骨インプラントの弛みや摩耗，膝蓋骨脱臼, overstuffing, patellar clunk syndromeなどが膝蓋骨置換のデメリットとして挙げられる.

世界のレジストリを見てみると，膝蓋骨置換を行っている割合は，北米：90%，デンマーク：80%，オーストラリア：60%，スウェーデン：14%，ノルウェー：2%と国によって様々である[15]. 膝蓋骨の置換と非置換を比較した研究は数多くあり，オーストラリアのレジストリを用いた13万件のTKAの調査では，膝蓋大腿関節痛による再置換術は非置換群（17%）に対して置換群（1%）のほうが少なかったと報告されている[16]. また，2018年のメタアナリシスの結果を見てみると，Tangらは過去20篇の無作為対照試験（RCT）論文をまとめ，膝蓋骨置換のほうが術後2年以内のKSSは高く，再置換手術率は低かったが，術後2年以降のKSS，膝関節前面痛には差がないと報告している[17]. 一方で，Longoらは過去35篇の膝蓋骨に関する論文をまとめ，膝蓋骨置換TKAのほうが, knee society scoreやhospital for special surgery（HSS）scoreは良好であり，再手術率も低いと報告している[18]. 興味深い研究では, Patelらは片側を置換，反対側を非置換とした両側同時TKA 60例を調査し，膝蓋骨置換側のほうが膝関節機能が良く，膝蓋骨非置換群は4例で膝関節前面痛のために再置換術を必要としたと報告している[19]. 現時点では，膝蓋骨置換TKAでは再置換手術は減少し，膝関節前面痛や臨床スコアはより

改善する可能性があるといえる.

これらの研究の問題点として「常に置換」と「常に非置換」を比較しているということが挙げられる. 実際の臨床では, 術中の膝蓋骨の状態や病態によって置換・非置換を決定する(selective resurfacing approach)ことも多い. 例えば, Bourneらはスウェーデンのレジストリを解析し, 膝蓋骨置換をするかどうかのアルゴリズムを作成した. このアルゴリズムによると, 術前に膝蓋大腿関節の症状を認めない, 年齢が60歳以下, 術中の膝蓋骨の関節軟骨が肉眼的に正常, トラッキングが良好, 解剖学的なgroove形状の大腿骨コンポーネントが使用されている, という場合は膝蓋骨非置換が推奨される[20].

Anterior knee painについて

TKAの合併症の1つである膝関節前面痛(anterior knee pain)は術後8〜38%に発生すると報告されており, 膝蓋大腿関節圧が関係していると考えられている. その原因として手術手技, インプラントデザイン, 患者背景, 膝蓋骨軟骨損傷の程度など, 様々な要素について調べられてきた. 2018年のメタアナリシス(膝関節前面痛1,641症例)によると, 膝蓋骨周囲のelectrocauteryや膝蓋骨置換は膝関節前面痛のリスクを低下させ, 膝蓋下脂肪体の切除は膝関節前面痛のリスクを増加させると報告されている[21]. 一方で, TKAのアプローチ(parapatellarとmidvastus), TKA機種の違い(mobileかfixed), 大腿骨コンポーネントの形状の違い(classicalとpatella-friendly)については膝関節前面痛との関連はみられなかった. 膝蓋骨非置換のTKA術後に生じた膝関節前面痛に対して, 膝蓋骨置換術は選択肢の1つであるが, その術後成績(疼痛, ROM, 患者満足度など)は40〜90%と報告により様々である. また一時的に疼痛の改善が得られても, 術後1〜2年で患者の30%に膝関節前面痛の再発が見られると報告されている[22]. 膝関節前面痛が膝蓋骨置換術で治るかどうかの術前予測因子は明らかになっておらず, 膝蓋骨置換術を行う際は, 原因が多因子であること, 再発が起こりやすいことを患者によく説明してから行う必要がある.

終わりに

冒頭にも述べたが, 2012年に大腿脛骨関節の圧を測定できるインサートトライアルが発表された. 現在, TKAの手術テクニックには, measured technique, gap technique, ハイブリッド(measured-gap)テクニック, プレカットテクニックなど様々な方法が存在するが, いずれもキネマティクス(距離や角度)をベースとしたテクニックである. 今後はキネティクス(関節圧や関節モーメント)をベースとしたテクニックが出てくる可能性がある. 膝蓋大腿関節についても, TKAを行うことで膝蓋大腿関節圧が正常よりも高くなることはわかっているが, 臨床的に許容できる閾値や術中の測定方法については確立されていない. 今後さらなる研究が進み, TKAの患者満足度が向上することを期待する.

文 献

1) Gustke, K. : Use of smart trials for soft-tissue balancing in total knee replacement surgery. J Bone Joint Surg Br, **94**(11 Suppl A) : 147-150, 2012. doi : 10.1302/0301-620X.94B11.30621.

2) Reilly, D. T., et al. : Experimental analysis of the quadriceps muscle force and patello-femoral joint reaction force for various activities. Acta Orthop Scand, **43**(2) : 126-137, 1972.

3) Mason, J. J., et al. : Patellofemoral joint forces. J Biomech, **41**(11) : 2337-2348, 2008.

4) Sharma, A., et al. : In vivo patellofemoral forces in high flexion total knee arthroplasty. J Biomech, **41**(3) : 642-648, 2008.

5) Powers, C. M., et al. : Effect of bracing on patellofemoral joint stress while ascending and descending stairs. Clin J Sport Med, **14**(4) : 206-214, 2004.

6) Leichtle, U. G., et al. : Increased patellofemoral pressure after TKA : an in vitro study. Knee Surg Sports Traumatol Arthrosc, **22**(3) : 500-

508, 2014.

7) Tanikawa, H., et al. : Influence of Total Knee Arthroplasty on Patellar Kinematics and Patellofemoral Pressure. J Arthroplasty, **32** (1) : 280-285, 2017.

8) Kaneko, T. : Correlation between intraoperative measurement and clinical results at minimum follow-up of 2 years. Smith & Nephew Japan Knee Forum, Fukuoka. 2017.

9) Yuenyongviwat, V., et al. : Lateral facetectomy decreased patellofemoral contact pressure in total knee replacement : A cadaveric study. J Clin Orthop Trauma, **8**(1) : 82-84, 2017.

10) Anglin, C., et al. : Biomechanical consequences of patellar component medialization in total knee arthroplasty. J Arthroplasty, **25**(5) : 793-802, 2010.

11) Hsu, H. C., et al. : Influence of patellar thickness on patellar tracking and patellofemoral contact characteristics after total knee arthroplasty. J Arthroplasty, **11** : 69-80, 1996.

12) Bengs, B. C., et al. : The effect of patellar thickness on intraoperative knee flexion and patellar tracking in total knee arthroplasty. J Arthroplasty, **21** : 650-655, 2006.

13) Hamilton, W. G., et al. : Patellar cut and composite thickness : the influ ence on postoperative motion and complications in total knee arthroplasty. J Arthroplasty, **32** : 1803-1807, 2017.

14) Lee, Q. J., et al. : Effect of patellar thick ness on early results of total knee replacement with patellar resurfacing. Knee Surg Sports Traumatol Arthrosc, **22** : 3093-3099, 2014.

15) Fraser, J. F., et al. : International Rates of Patellar Resurfacing in Primary Total Knee Arthroplasty, 2004-2014. J Arthroplasty, **32** (1) : 83-86, 2017.

16) Clements, W. J., et al. : Early outcomes of patella resurfacing in total knee arthroplasty. Acta Orthop, **81**(1) : 108-113, 2010.

17) Tang, X. B., et al. : A Meta-Analysis of Patellar Replacement in Total Knee Arthroplasty for Patients with Knee Osteoarthritis. J Arthroplasty. **33**(3) : 960-967, 2018.

18) Longo, U. G., et al. : Patellar Resurfacing in Total Knee Arthroplasty : Systematic Review and Meta-Analysis. J Arthroplasty, **33**(2) : 620-632, 2018.

19) Patel, K., et al. : Patella in total knee arthroplasty : to resurface or not to—a cohort study of staged bilateral total knee arthroplasty. Int Orthop, **35**(3) : 349-353, 2011.

20) Bourne, R. B., et al. : The consequences of not resurfacing the patella. Clin Orthop Relat Res, **428** : 166-169, 2004.

21) Duan, G., et al. : Different Factors Conduct Anterior Knee Pain Following Primary Total Knee Arthroplasty : A Systematic Review and Meta-Analysis. J Arthroplasty, **33**(6) : 1962-1971, 2018.

22) Toro-Ibarguen, A. N., et al. : Secondary Patellar Resurfacing as a Rescue Procedure for Persistent Anterior Knee Pain After Primary Total Knee Arthroplasty : Do Our Patients Really Improve? J Arthroplasty, **31**(7) : 1539-1543, 2016.

特集：低侵襲 TKA の最前線　MIS-TKA を再考する

人工膝関節全置換術（TKA）
セメント手技の基礎基本
―臨床成績の向上を目指した使用法―

児玉隆夫*

Abstract：TKA セメント手技で重要なのはインプラントにセメントを塗布するタイミングであり，セメントを waiting phase で塗布することにより，より強固なインプラント-セメント間の固定力が得られる．また洗浄乾燥などの骨髄の前処置を十分に行い，セメントを早い phase で骨へ加圧パッキングすると，3～5 mm のセメントマントルを確保することができ，骨-セメント間の固定力が向上して，ルースニングの防止に繋がる．そして最も重要なのはセメント塗布部位およびセメント境界面における脂肪や血液の介在汚染防止，すなわち contamination の防止である．Contamination があると固定力が著しく低下し早期のルースニングに繋がる．いわゆる debonding はインプラントの問題ではなく，インプラント-セメント間の contamination，すなわちセメント手技が原因となっていることが多い．骨セメントは単なる接着剤ではなく隙間を埋める充填剤であり，細かい隙間に入り込み固まると抜けなくなる micro-interlock 機構を有する材料であることを正しく認識したうえで使用するべきである．

（J MIOS. No. 90：37-45, 2019.）

はじめに

　人工膝関節全置換術（total knee arthroplasty：TKA）は，本邦において 1 年間に約 8 万例に及ぶ一般的な手術法となっている．しかし残念ながら人工股関節置換術における洗練されたセメント手技に比べ，TKA でのセメント手技は系統だったセミナーの開催などもなく，定番の方法がないといっても過言ではない．先輩から教わった手技を踏襲してそのまま行っている整形外科医が多いのではないかと想像する．TKA 術後成績の向上のためにはセメントの種類や特性を十分に理解したうえで手術に望むことが不可欠であり，特に固定力に大きな影響を与え得る正しいセメント手技を習得していただきたいと思う．重要なのはインプラントと骨にセメントを塗布するタイミング，骨髄の前処置を十分にしたうえでのセメントの骨への加圧パッキング，そしてセメント塗布部位およびセメント境界面における脂肪や血液の介在汚染防止，すなわちセメント contamination の防止である．本稿では TKA におけるセメント手技のこれら重要なポイントについて順を追って述べさせていただく．

TKA 長期成績に関与する因子

　まず最近の National Joint Registry を見てみよ

Key words：人工膝関節全置換術（total knee arthroplasty：TKA）　　セメント手技（cementing technique）
　　　　　　　ルースニング（loosening）　　セメント汚染（cement contamination）

* Kodama Takao, 〒 330-0074 埼玉県さいたま市浦和区北浦和 4-9-3　JCHO 埼玉メディカルセンター，副院長/
　整形外科，部長

う[1][2]．すると主要メーカーのいずれのインプラントも10年以上のフォローアップで90%を超える長期耐久性が報告されているのがわかる．これは主にインプラントの改良が寄与しており，10年以上前はTKA再置換の主な原因であったポリエチレンインサート磨耗/オステオライシスが，素材やロッキング機構などの改良により著明に減少していることが反映されている[3]．さらに手術手技の向上により最近ではmalalignmentやinstabilityによる再置換も減少している[3]．一方，近年再置換の原因として相対的に増加しているのは，ルースニングと感染である[1][3]．術後1年以内の再置換の最大原因は感染であるが，1年以降はルースニングが最大の原因となっている[2]．すなわち近年では，セメント手技の優劣がTKAの長期成績に最も影響しているといえる．よって正しいセメント手技によるルースニングの防止が，さらなるTKAの成績向上に繋がるのである．

ルースニングの種類

ルースニングは骨–セメント間の緩みと，セメント–インプラント間の緩みに分けて考えることができる．骨–セメント間の緩みはX線上radiolucent lineとして捉えることができ，主な原因は骨へのセメント浸透不足と考えられている[4]．すなわち母床の準備不足やセメントの圧注不足が原因となっている．一方，セメント–インプラント間の緩みはdebondingという形で現れ，X線での診断は困難なこともある．Debondingはインプラントへのセメント固着不足で起こる．Debondingはインプラントの問題[5]~[7]あるいはセメントの種類の問題[8]と考えている医師もいるが，決してそうではなくこれはセメント手技の問題である．インプラントへのセメント塗布のタイミング遅れ，セメント塗布範囲不足や骨髄液によるcontaminationがその原因として考えられる．

セメントの特性について

まず最初に認識しなくてはならないことはセメ

ントは接着剤ではなく隙間を埋める充填剤であるということである．細かい隙間に入り込み固まると抜けなくなるmicro-interlock機構を有する材料であることを認識したうえで使用するべきである．すなわちセメントは表面平滑なポリエチレンや人工関節の研磨面には接着しないこと，セメントは表面がザラザラした面の細かい隙間に入り込み，固まるとそこから抜けなくなるという特性を有している充填剤であるということを理解することが重要である．

Contaminationという概念

セメントは細かい隙間に入り込み，固まると抜けなくなる充填剤であるという概念から，セメントはデコボコ面を好みツルツル面を嫌うということは容易に理解できたと思う．しかし，デコボコ面でも表面に膜が介入すると，この固着力は著しく低下する．水，血液，脂肪が混在している骨髄液はセメントの大敵であり，この骨髄液でセメント固着面が汚染されることをcontaminationと呼んでいる．特に脂肪と血液でのcontaminationが固定力の低下に強く関与している[9]．セメンティングにおいてはこのcontaminationを最小限に抑える努力が重要となる．

セメントの種類と硬化について

骨セメントはその粘度に応じてlow viscosity（LV），middle viscosity（MV），high viscosity（HV）の3つに分類される．粘度により生じる特性の違いにより，扱いやすさ，working時間の違いならびにインプラントや海綿骨への浸透の違いが生じる．今現在日本で主に使用されているものにはmiddle viscosityのSurgical Simplex P，CMW EnduranceおよびCobalt-MVのほか，high viscosityのCobalt-HVがある．海綿骨への浸透は粘度が低いほど良好であり，また注入圧を増やすほど浸透が深くなる[10]（図1）．ただしhigh viscosityセメントであっても早い段階で柔らかいうちに圧注すればセメント浸透は深くなる．骨セメ

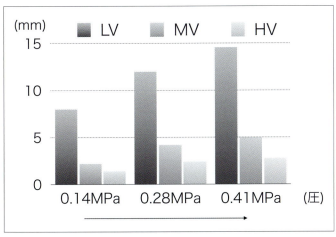

図 1. 海綿骨へのセメント浸透
LV セメントを高圧で注入したときが最大となる.
（文献 10 より引用）

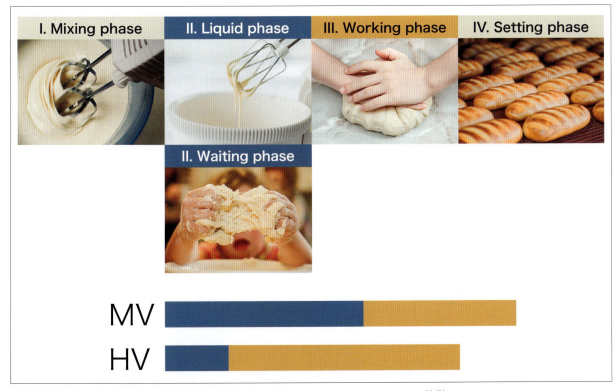

図 2. セメント硬化過程と MV & HV セメントの特徴

ントの使用にあたりその硬化過程は便宜上 4 つの phase に分けられている（図 2）. 混ぜはじめの mixing phase ではまだほとんど液体の状態である. 次の段階を liquid phase あるいは waiting phase と呼ぶが, この段階ではまだ手袋にベタベタ付く状態である. さらに時間が進むと working phase に入り, この段階では手袋に付かなくなり扱いやすくなる. そして最後に硬化が進む setting phase となる. Middle viscosity セメントは waiting phase が長く, working phase が短い. 逆に high viscosity セメントは waiting phase が短くすぐに working phase に入る. インプラントへのセメント塗布は working phase ですると考えている医師が多いがこれは間違いで, waiting phase, す

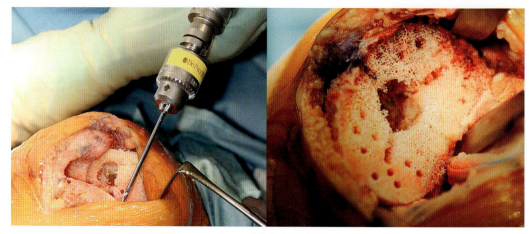

図 3.
ドリリングは必須である.

なわちまだトロトロの段階で塗布を始める必要がある.

セメントの撹拌・準備について

セメントの撹拌は安価な open bowl で行われていることが多いが, この方法には医療従事者の monomer 被曝という問題がある. そのため最近では吸引を行いながら撹拌する vacuum mixing が推奨されている. また吸引をかけながら撹拌すると脱気を行えるので気泡の混入が少なくなり, ひびの入りにくい頑丈なセメントが完成する. 撹拌のスピードを上げると気泡が生じやすいので, 毎秒1回転程度のゆっくりとしたスピードでの撹拌が推奨されている. また, セメントガンを使用することにより, 手でセメントを触らずに済むので contamination が予防できること, 骨髄への圧注が可能になることから cartridge vacuum mixing が最近多く使われるようになってきている.

セメントの固定力

セメントの固定力を増すためにはセメント-インプラント間での固定力を増やすことと同時にセメント-骨間での固定力も増やすことが重要である. セメント-インプラント間の固定力はインプラントの表面形状とセメントを塗るタイミングが関与している. 表面がより粗く, セメントポケットがあればセメントは良く接着する. 柔らかい waiting phase にセメントをインプラントに塗ることは固定力の増加に繋がり[9)11)], ステムおよびキールにも同時に塗ったほうがより固定力は強力になる[11)]. セメント-骨間の固定力を増すためにはセメントアンカーホールの作成(ドリリング)と十分な骨髄の洗浄乾燥, セメントの加圧パッキングが重要である.

セメンティングにおける駆血帯

筆者は駆血なしで TKA を行っている. 駆血帯を使用しないと深部静脈血栓の予防や術中の確実な止血操作ができるだけでなく, 局所の抗菌薬濃度が十分に上がるといった長所がある. 一方, 骨髄液の contamination を受けやすいという問題があるため, 洗浄乾燥ならびにセメンティングのときだけ20分間駆血をするようにしている.

セメント母床の準備:ドリリング・洗浄・乾燥

セメント-骨間での固定力を増すためには骨切り面のドリリングが有効である. 骨硬化部はセメントが浸潤しないため, 十分なドリリングが必要であるが, 硬化部以外にもドリリングを行い, 骨とセメントの接触面積を少しでも増やす必要がある(図3). そして骨髄液の contamination を予防するためには徹底的な洗浄が必要であり, パルス洗浄が有効である. パルス洗浄することによりセメントマントルがより厚くなり, その結果インプ

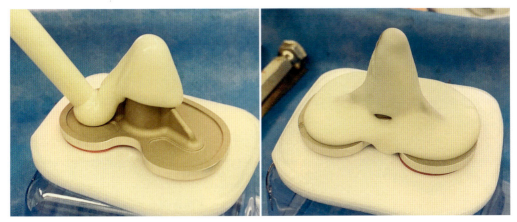

図 4. Waiting phase でインプラントにセメントをコーティング

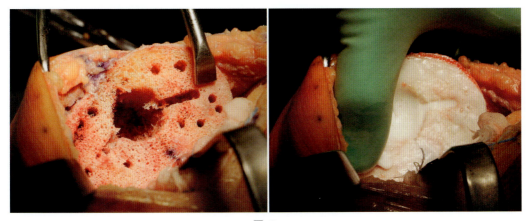

図 5.
パルス洗浄し Carbo Jet で乾燥した後，セメントを finger packing する．

ラントの引き抜き強度が2倍に増加すると報告されている[12]．洗浄後はステム穴を含む骨髄を十分に乾燥させることが重要である．海綿骨の表面はガーゼタッピングにて骨髄液を吸わせることが可能であるが，ステム穴の底はそれができないので吸引を十分にする必要がある．当院では Carbo Jet を使用し，骨髄深部の骨髄液も吹き飛ばすようにしてセメント-骨間のより強固な固定を狙っている．手袋の交換は骨髄の乾燥が終わってからセメンティング直前に行うのが contamination 防止の観点からは正しいと思われる．

セメント塗布

1．インプラント

セメント-インプラント間の固定力は contamination がない条件で早いタイミングにセメントをインプラントに塗ることにより最強になる[9)11]．

したがって，セメントが十分柔らかいうちに（waiting phase で）インプラントにセメントガンから直接塗る必要がある（図4）．その際注意すべきはセメント塗布面は決して手で触れてはならないこと，すなわち汚れた手袋による contamination の予防である．柔らかいうちにインプラント表面にセメントを塗ると固着力が増すと同時にインプラント表面のセメントコーティングが起きるので骨髄液 contamination からインプラントを守ることができるようになる．再置換の際，インプラントの抜去が困難になることを恐れてセメントを脛骨ステムおよびキールに塗らない術者がいるが，これはかえってルースニングを増やしてしまうので間違いである．ステムおよびキールのセメント固定により固定力は格段に良くなり[11]その結果ルースニングが減少する．

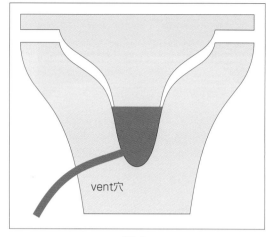

図 6.
Vent 穴を設けて骨髄液による contamination を予防する.

2．骨

骨切り面を十分に洗浄し乾燥した後セメントを塗るようにする．脛骨側のセメンティング時にはまだセメントは waiting phase であるためセメントガンのノズルを直接骨切り面に当てながら圧をかけて注入する．その後 finger packing するが，waiting phase のセメントはまだ手袋に付くため，水で濡らした手袋の親指の腹で押し込むようにすると良い．Carbo Jet で骨髄液を十分に飛ばした後であればこの操作でセメントが骨髄内に吸い込まれるように入って行き，かつ骨髄液のセメント表面への滲み出しも少ない（図 5）．脂肪を手袋に塗ってもセメントが付着しなくなるが，これはやってはいけない．水であれば finger packing の後ガーゼでタッピングすればセメント表面からほとんど除去できるが，脂肪は除去できず contamination の原因となってしまう．大腿骨，膝蓋骨も同様のテクニックでセメンティングする．

セメントテクニック

1．脛骨側セメントテクニック

脛骨インプラントにはステム穴が存在するため，インプラント挿入の際，骨髄圧の上昇が見られる．脛骨のステム穴に骨髄液が溜まっている状態，あるいはその周囲の海綿骨に骨髄液が残留している状態でインプラント挿入を行うと，挿入とともに骨髄圧の上昇が起き，骨髄液が骨表面に塗ったセメントを穿破してあふれ出し，contamination を起こす危険性が高まる．そのため骨髄液を抜く vent 穴をステム穴の遠位に設けておくと良い（図 6）．セメンティングの際，海綿骨に残留した骨髄液が vent 穴から出て行くので contamination 防止に役立つ．

2．大腿骨側セメントテクニック

大腿骨と脛骨の大きな違いはステム穴がない点である．すなわち大腿骨インプラント挿入時には脛骨ステム挿入時に見られる海綿骨の圧の上昇がさほど生じないため contamination は少ない．しかし，脛骨同様ドリリングを行った後は洗浄乾燥を十分に行い，セメンティングを行う．この時点ではもはやセメントは working phase に入っており，直接セメントガンから注入することが困難になっていることが多いので，セメントを汚染のない手袋で直接手に取り，用手的に加圧しながら finger packing する必要がある．Finger packing の後はもちろん乾燥したガーゼでタッピングして，セメント表面に浮き出た骨髄液を拭き取る．大腿骨後顆にセメントを直接塗りすぎるとインプラント挿入に際しセメントを近位側に押し込み，セメント遊離体を作る可能性があるので注意が必要である．したがって後顆のセメントはインプラント側にだけ塗っておくのが無難と思われる．また PS 機種の場合 box にセメントを塗るかどうかが問題になるが，塗らない医師が多数派のようである．筆者も塗っていないが，正しいセメント手技を行う限りルースニングには繋がらないと考えている．

＜セメント加圧とセメント除去＞

大腿骨インプラントは最後までハンマーで打ち込むことが困難である．したがって，ある程度打ち込んだらトライアルインサートを挿入し，膝伸展位で軸圧をかける．そして，その際じっとしながら軸圧をかけるよう心がけ，むやみに内外反したり屈伸しないようにする．セメントが柔らかいうちに内外反を加えると内外側で骨髄圧の差が生じ，その結果ポンプ作用により骨髄液がインプラ

ント側に上がってきてしまうことがある．セメントを柔らかいうちにインプラント表面に塗っていないと，上がってきた骨髄液がインプラント-セメント間に入り込み，contamination を起こしてdebonding の原因になる可能性があるので注意を要する．軸圧をかけたときにセメント-骨間から骨髄液が浸み出てこず，vent 穴からだけ出てくるのが観察されればセメンティングがうまくいきcontamination を最小限に抑えることができたといえる．はみ出したセメントはむしり取るのではなく，切り取るイメージで除去する．現在当院では黄色靱帯を剥離するときに用いるスパーテルを使用してセメントを切り取るようにしている．

3．膝蓋骨セメントテクニック

慣れれば1回で1パック80 g のセメントで膝蓋骨までセメンティングすることは可能であるが，慣れないうちは2回に分け，脛骨をまずセメンティングし，固まってから大腿骨と膝蓋骨を行うようにすると時間的余裕もできるので安心である．ただし2回に分ける場合でも脛骨セメント後に大腿骨トライアルとインサートを入れ，膝伸展位で圧を加え脛骨のセメントが固まるまでじっと待つ必要がある．膝蓋骨もセメンティング直前にCarbo Jet をかけ，セメントを finger packing した後，よく表面を拭き，あらかじめセメントを塗ってあるインプラントを圧着させる．パテラクランプで押さえて固まるまでじっと待つ．

考　察

人工股関節の場合と違い，TKA では系統だったセメントのセミナーなどがなく，先輩の方法を見よう見まねでセメンティングを行っているのが現実だと思われる．そのため「インプラントもしくは骨側どちらか一方だけセメントを塗れば良い」，「ステムおよびキールにセメントを塗ると再置換のとき障害になるので塗らないほうが良い」，「セメントは手袋に付かなくなる working phaseまで待ってから使用するのが良い」，あるいは「手袋に骨髄の脂肪を塗ってからセメントを扱うと手

袋に付きにくいので扱いやすい」などといった間違った情報を鵜呑みにしている術者が多いことに驚かされる．確かにこれが絶対正しいという方法はないかも知れないが，少なくとも現在までの知見で最も正しいだろうという方法を今回紹介させていただいた．

セメントマントルが厚いほど引き抜き強度が増すことはよく知られている[13]．Walker ら[14]は横方向の骨稜を捕らえるのに必要なセメントの厚みは少なくとも2〜3 mm であり，それを根拠に3〜4 mm のセメントマントルを推奨している．2.4 mm のセメントマントルよりも5 mm のほうがradiolucency の頻度が少ないとも報告されている[15]ため，筆者は3〜5 mm のセメントマントルを目指すようにしている．セメントマントルが5 mm を超えると熱による骨壊死が生じるというHuiskes らの1981年の ORS での学会発表結果[16]が長年にわたって引用されてきた．しかしその後，Vertullo ら[17]によりセメントマントルの厚みに関わらず，セメント硬化時のセメントマントルにおける平均最高温度は39.13℃にとどまり，壊死が起こり得ると考えられている47℃より低い温度であったと報告されている．自験例でもセメントマントルが5 mm を超えることはよくあるが，その結果骨壊死像やセメント周囲の透瞭像を認めた症例は経験していないので臨床的には5 mm を超えてもそれほど危険ではないと考えている．セメントマントル確保のためにはパルス洗浄と Carbo Jet による乾燥のほかに，セメントガンの使用が効果的である．Finger packing 単独に比べセメントガンで圧注するとマントルが2倍になると報告されている[15]ので，より contaminationが起きやすいと思われる脛骨をまず最初にセメントガン＋finger packing でセメンティングし，その後大腿骨と膝蓋骨を finger packing でセメンティングするのが現実的である．そして TKA に十分慣れていない術者はセメンティングを2回に分けたほうがより安全である．

表1にこれまでの脛骨コンポーネントルースニ

表 1. 脛骨コンポーネントの弛みの報告

文献	報告者	症例数頻度	使用機種	弛みの部位	セメントタイプ使用セメント	セメント塗布部位
①	Foran ら(2011)[5]	8/5291.5%	NexGenMIS tibia	cement-implant	HVPalacos	骨
②	Arsoy ら(2013)[6]	25/1,3371.9%	NexGenLPS3°	cement-implant	MVSimplex(加温)	不明
③	Hazelwood ら(2015)[8]	11/3,0480.36%	GenesisLegionPFC Sigma RPF	cement-implant	HVDePuy & Palacos	骨implant
④	Kopinski ら(2016)[18]	13頻度不明	VanguardCR 8，PS 5	cement-implant	HVCobalt 12，DePuy 1	不明
⑤	Bonutti ら(2017)[7]	15頻度不明	ATTUNE	cement-implant	不明	不明
⑥	Crawford ら(2017)[19]	1/1,8510.054%	Vanguard	不明	HVCobalt & Palacos	骨implant

表 2. 当院の再置換理由（大腿骨または脛骨コンポーネントの抜去を要したもの）

	TKA 1,943 例
インサート脱転	1
動揺性（MCL 損傷）	1
インプラント周囲骨折	1
感 染	5
大腿骨側ルースニング	**1（PFC sigma RPF）**
脛骨側ルースニング	**1（LPS Flex）**

ングの報告をまとめた．①～⑤の文献はすべてセメント-インプラント間での緩みの報告であり，いわゆるdebondingである．Debondingは本文中で繰り返し述べたようにテクニカルエラーが関与している．報告されたdebondingの頻度は記載のあるもので0.36～1.9%と高く，やはり何らかのテクニカルエラーの関与が疑われる．使用している機種は様々であるが，記載のあるものでは主にhigh viscosityセメントが使用されており，文献①～⑤はすべて緩みの原因がインプラントまたはhigh viscosityセメントにあると述べている．肝心のセメントテクニックについて詳記しているのは文献⑥だけで，記載内容からこの施設ではきちんとセメンティングが行われているのが確認できた．正しいセメンティングをすると脛骨コンポーネントの弛みの頻度は0.054%と極めて低いもの

である．

最後に当院のTKAの再置換理由の一覧を提示した（表2）．2005年4月以降に施行し，最低フォローアップ期間が1年の症例である．感染が一番多く5例（頻度0.26%），大腿骨側ルースニング（セメント-インプラント間debonding）1例（頻度0.05%），脛骨側ルースニング（セメント-骨間）1例（頻度0.05%）であった．ルースニングは2例ともCarbo Jet導入前の症例であり，2012年3月導入後以降ルースニングは経験していない．

まとめ

正しい知識をもとにTKAセメント手技を行うことでインプラントルースニングの予防が可能である．その詳細な手技について述べさせていただいたので，実践に役立てていただきたい．

文 献

1) Australian Orthopaedic Association National Joint Replacement Registry Annual Report. 2017.

2) National Joint Registry for England and Wales, 14th Annual Report. 2017

3) Sharkey, P. F., et al.: Why are total knee arthroplasties failing today—has anything changed after 10 years? J Arthroplasty, **29**: 1774-1778, 2014.

4) Guha, A. R., et al. : Radiolucent lines below the tibial component of a total knee replacement (TKR)—a comparison between single and two-stage cementation techniques. Int Orthop, **32**(4) : 453-457, 2008.

5) Foran, J. R., et al. : Early aseptic loosening with a precoated low-profile tibial component. J Arthroplasty, **26**(8) : 1445-1450, 2011.

6) Arsoy, D., et al. : Aseptic tibial debonding as a cause of early failure in a modern total knee arthroplasty design. Clin Orthop Relat Res, **471** : 94-101, 2013.

7) Bonutti, P. M., et al. : Unusually high rate of early failure of tibial component in ATTUNE total knee arthroplasty system at implant-cement interface. J Knee Surg, **30** : 435-439, 2017.

8) Hazelwood, K. J., et al. : Case series report : Early cement-implant interface fixation failure in total knee replacement. Knee, **22** : 424-428, 2015.

9) Report Tensile-adhesion properties of Biomet Bone Cement® on 30 grit blasted CoCr, test number ATS LAB#17-25539, issued Dec 2017. Data on file at Zimmer Biomet, Internal Laboratory Testing. Laboratory testing is not necessarily indicative of clinical performance.

10) Rey, R. M., et al. : A study of intrusionm characteristics of low viscosity cement Simplex-P and Palacos Cements in a bovine cancellous bone model. Clin Orthop Relat Res, **215** : 272-278, 1987.

11) Billi, F., et al. : Transactions of the ORS 2014 Annual Meeting, New Orleans, LA, #1854.

Factors influencing the initial strength of the tibial tray-PMMA cement bond.

12) Schlegel, U. J., et al. : Pulsed lavage improves fixation strength of cemented tibial components. Int Orthop, **35** : 1165-1169, 2011.

13) Uhlenbrock, A. G., et al. : Influence of time in-situ and implant type on fixation strength of cemented tibial trays— A post mortem retrieval analysis. Clin Biomech, **27** : 929-935, 2012.

14) Walker, P. S., et al. : Control of cement penetration in total knee arthroplasty. Clin Orthop Relat Res, **185** : 155-164, 1984.

15) Lutz, M. J., et al. : The effect of cement gun and cement syringe use on the tibial cement mantle in total knee arthroplasty. J Arthroplasty, **24** : 461-467, 2009.

16) Huiskes, R., et al. : Thermal injury of cancellous bone following pressurized penetration of acrylic cement. p. 134, Proc Orthop Res Soc Las Vegas, Nevada, 1981.

17) Vertullo, C. J., et al. : Thermal analysis of tibial cement interface with modern cementing technique. Open Orthop J, **10** : 19-25, 2016.

18) Kopinski, J. E., et al. : Failure at the tibial cement-implant interface with the use of high-viscosity cement in total knee arthroplasty. J Arthroplasty, **31** : 2579-2582, 2016.

19) Crawford, D. A., et al. : Low rates of aseptic tibial loosening in obese patients with use of high-viscosity cement and standard tibial tray : 2-year minimum follow up. J Arthroplasty, **32** : S183-S186, 2017.

Monthly Book MEDICAL REHABILITATION

最新増大号

No. 228 2018年10月増大号

成長期のスポーツ外傷・障害とリハビリテーション医療・医学

編集企画／**帖佐悦男**（宮崎大学整形外科教授）

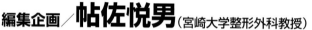

成長期スポーツ外傷・障害を理解するための基礎知識をまとめた総論はもちろん、各論では部位別・種目別特徴とそれに対するリハビリテーションについて概説！
成長期のスポーツ臨床のみならず、スポーツ現場でも役立つ一冊！

定価（本体価格 4,000 円＋税）B5 判 2018 年 10 月発売

目次

子どものスポーツ外傷・障害と対策	帖佐　悦男

Ⅰ．基礎知識—総論—

子どもの運動器の特徴	内尾　祐司
子どもが低年齢から単一スポーツを続けていることの問題点・対策	高岸　憲二ほか
子どものスポーツ外傷に対するリハビリテーション	黒柳　元ほか
子どものスポーツ障害に対するリハビリテーション	石谷　勇人ほか

Ⅱ．成長期のスポーツ外傷・障害について—部位別の特徴と種目—

成長期の上肢スポーツ外傷・障害—部位別の特徴および種目別関連性について—	瓜田　淳ほか
下肢	津田　英一ほか
腰椎外傷の特徴と種目関連性	山下　一太ほか

Ⅲ．成長期のスポーツ種目別外傷・障害の特徴とリハビリテーション医療・医学

ジュニアテニス選手に対するメディカルチェックの実際	橋本　祐介ほか
バドミントン	髙田　寿
野球	梅村　悟ほか
ランニング	向井　直樹
サッカー	仁賀　定雄ほか
成長期・育成世代のラグビー選手に対する外傷・脳振盪後の復帰プロトコル	田島　卓也ほか
バスケットボールのスポーツ外傷・障害について	勝見　明ほか
バレーボールにおける成長期のスポーツ外傷・障害とリハビリテーション —全国中学長身選手のチェックを主として—	板倉　尚子ほか
柔道	紙谷　武ほか
体操	奥脇　透
水泳	元島　清香ほか
サーフィン—ジュニア選手のチェックポイントとリハビリテーション—	小島　岳史ほか
ジュニアスキー選手のスポーツ傷害に対するメディカルチェックとリハビリテーション	國田　泰弘ほか
アイススケート	土屋　明弘

（株）全日本病院出版会

目次がご覧いただけます！
http://www.zenniti.com

〒113-0033　東京都文京区本郷 3-16-4　　電話（03）5689-5989　　FAX（03）5689-8030

特集：低侵襲 TKA の最前線　MIS-TKA を再考する

人工膝関節全置換術（TKA）の疼痛管理
—関節周囲多剤カクテル療法—

洲鎌　亮[*1]　　小林章郎[*2]

Abstract：関節周囲多剤カクテル療法は，複数の薬液を含む注射液を，術中に関節周囲に直接注射することにより，術直後に生じる手術創周囲の疼痛および炎症をコントロールする方法である．我々は，日本人に適した薬剤の調整を行い，その有用性について報告してきた．これらの報告を通じて，関節周囲多剤カクテル療法の効果は，疼痛コントロールのみでなく，関節可動域の改善，術後リハビリテーションの促進，術後の下肢腫脹の軽減などをもたらし，最終的に患者満足度の向上につながることがわかる．本稿では，我々が行っている関節周囲多剤カクテル療法について，薬剤メニューや手法，効果について報告する．主な clinical question は，硬膜外ブロックとの比較は？，どの薬剤（ステロイド・麻薬など）が効くのか？である．また大腿神経ブロックや局所冷却との併用についても報告し，今後の展望についても触れた．本稿を通じて，関節周囲多剤カクテル療法は，誰でも簡単に行える手技であることを確認・再認識していただきたい．

(J MIOS. No. 90：47-53, 2019.)

はじめに

　人工膝関節全置換術（以下，TKA）後の疼痛コントロールは，周術期の患者 QOL，リハビリテーションの進行度，手術に対する患者満足度，さらには医療経済の観点から，きわめて重要であり，我々整形外科医の関心も高い．近年 TKA 後の疼痛対策として，関節周囲多剤カクテル療法の効果が報告され，注目されている．これは，Ranawatらによって最初に提唱された方法で，複数の薬液を含む注射液を，術中に関節周囲に直接注射することにより，術直後に生じる手術創周囲の疼痛および炎症をコントロールする方法である．文献的

には，2006 年の The Journal of Bone & Joint Surgery American volume に掲載されたカナダの別々の施設からの 2 本の論文が最初の報告である．Busch らは，TKA 患者に対し，関節周囲にアナペイン，モルヒネを含んだ薬液を注射し，その鎮痛効果を報告し，注射群では，鎮痛剤の使用量が術後 12 時間までの時間毎および 24 時間の合計使用量でも少なかったと報告している[1]．Vendittoli らは，同様にアナペインを中心とした薬液を関節周囲に注射することにより，注射群では，鎮痛剤の使用量が術後 48 時間で少なく，pain score も術後 2 日目まで低いと報告している[2]．その後，Ranawat のグループが次々と論文を発表

Key words：　関節周囲多剤カクテル療法（periarticular injection）
　　　　　　　人工膝関節全置換術（total knee arthroplasty：TKA）　　疼痛管理（pain control）
　　　　　　　患者満足度（patient satisfaction）

[*1] Sugama Ryo，〒 545-8585 大阪市阿倍野区旭町 1-4-3　大阪市立大学大学院医学研究科整形外科学
[*2] Kobayashi Akio，〒 630-0136 奈良県生駒市白庭台 6-10-1　白庭病院，院長

表 1. 使用薬剤

関節周囲多剤カクテル療法（約 65 ml）	
アナペイン	300 mg
塩酸モルヒネ	10 mg
ボスミン	300 μg
ソルメドロール	40 mg
カピステン	50 mg
生理食塩水	20 ml

表 2. Ranawat cocktail

Intraoperative injection	
マーカイン	200～400 mg
モルヒネ	4～10 mg
エピネフィリン	300 μg
ソルメドロール	40 mg
Cefuroxime（第 2 世代抗生剤）	750 mg
生理食塩水	22 ml

し[3)~5)], 欧米では, 関節周囲多剤カクテル療法は TKA 術後の疼痛管理の中心に置き換わっていった. では, 日本国内においてはどうであろうか? TKA を専門で行っている整形外科医には, それなりに認知されるようになった関節周囲多剤カクテル療法であるが, 実際の TKA の手術時に, 関節周囲多剤カクテル療法を施行している整形外科医の割合は決して高くないのが現状である. 日本における普及の障害になっているのが, "手術は痛いもの"という固定概念である. 実際, 周術期に術後鎮痛を目的として麻薬を積極的に用いてきた欧米とは, 医師・患者ともに, 術後疼痛に対する意識の面で, 大きな隔たりがあるといえる. ただ近年注目されている患者満足度を上げるためには, 周術期疼痛管理は本邦においても追求すべきテーマと考える.

我々は関節周囲多剤カクテル療法に注目し, 日本人に適した薬剤の調整を行い, その有用性について報告してきた[6)7)]. これらの報告を通じて, 関節周囲多剤カクテル療法の効果は, 疼痛コントロールのみでなく, 関節可動域の改善, 術後リハビリテーションの促進, 術後の下肢腫脹の軽減などをもたらすことを報告し, 最終的に患者満足度の向上につながると報告してきた. 日本からエビデンスで代表的なものに Tsukada らの報告が挙げられる[8)]. 彼らは, TKA 術後疼痛に対する硬膜外麻酔と関節周囲多剤カクテル療法の効果を, 前向き無作為化試験で比較した. この研究の特筆すべき点は, 両群で同量のモルヒネを使用し, レスキューとしてボルタレン座薬を用いた点, また副作用の出現率にも言及した点である. 彼らは硬膜外麻酔と比較して, 関節周囲多剤カクテル療法は, TKA 後の除痛効果に優れると結論づけ, また, 嘔気・嘔吐の副作用もカクテル群で少なかったと報告している. Tsukada らは, さらなる疼痛コントロールを目的として, 術中での適切な注射のタイミングについての研究[9)]や術翌日の追加投与についての研究を継続しており, 今後の報告に期待したい.

本稿では, 我々が行っている関節周囲多剤カクテル療法について紹介し, この手法の効果について報告する. これを通じて, 関節周囲多剤カクテル療法は, 誰でも簡単に行える手技であることを確認・再認識していただけたら幸いと考える.

関節周囲多剤カクテル療法のメニュー（商品名で記載）と手技

表 1 が我々が用いているカクテル注射のメニューである. Ranawat らが報告したメニュー（表 2）をもとに, 日本人向けに, 日本で承認されている薬剤を選択した. 局所麻酔剤, 麻薬, ステロイド, エピネフィリン, NSAIDs, 生食を含んだ合計約 65 ml である. 関節周囲多剤カクテル療法の一番の主役は, 局所麻酔剤と考える. 過去に手術創周囲に局所麻酔剤を注射する報告は多く存在するが, 関節周囲多剤カクテル療法のメニューでは, 通常では用いないほど多量の局所麻酔剤が使用される. 局所麻酔剤中毒など薬液の極量の観点から, アナペインが一般に用いられることが多いが, マーカインや Liposomal bupivacaine を使

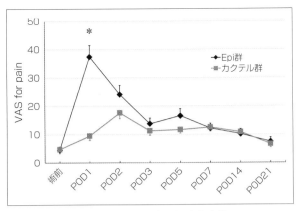

図1. 痛み(VAS)の経時的変化

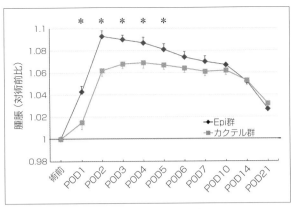

図2. 腫脹の経時的変化

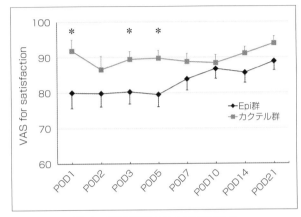

図3. 満足度(VAS)の経時的変化

用する報告も多い．極量を超えていないことを確認するために，注射後の局所麻酔剤の血中濃度を計測した研究があるが[2]，これらの研究結果から，アナペイン300 mgという量は，安全であるといえる．注射部位は，インプラント設置前には後方関節包，インプラント設置後には内側広筋部を含む伸展機構，内外側の支持機構，残存する滑膜および露出する骨膜とし，閉創前には前方関節包，鵞足，腸脛靭帯，さらに皮下組織にも注射している．特に後方関節包と前方関節包・内側広筋部を含んだ伸展機構にはしっかり注射するようにしている．また，皮下は皮膚壊死の問題から浅い部分への注射は最小限としている．大切なことは，どの部位にも少量ずつ丁寧に注射することである．我々は，合計約65 mlの薬液を，20 mlのシリンジ3本に分け，23 Gのカテラン針を用い，各部位に1～2 mlずつ注射するようにしている（後方関節包に25 ml程度使用，残りの40 mlを前方部分に使用）．また嘔気・嘔吐の合併症を軽減するためには，制吐剤の併用やカクテル注射後に術野を徹底的に洗浄することも大切な手技である．

関節周囲多剤カクテル療法の効果

82膝を対象とした研究を紹介する[7]．手術手技は正中縦切開，内側傍膝蓋アプローチで進入し，全例PCL切離，膝蓋骨非置換で行った．麻酔は，全例腰椎麻酔を用いた．対象を無作為に，関節周囲多剤カクテル療法群（カクテル群）と硬膜外ブロック群（Epi群）の2群に分け，カクテル群では，前述の表1のメニューをインプラント設置前後に関節周囲の軟部組織に注射し，その他はすべて同一の手術手技とした．Epi群では，硬膜外カテーテル留置を行い，アナペインを4.0 mg/時間で，術後3日間の持続投与を行った．術後の疼痛コントロールは，フェンタニルの静脈内投与をpatient control anesthesia（PCA）として，術後24時間まで継続した．またセレコックスを術後1日目から定期処方とした．結果は，術後疼痛では，術後1日目のVASはカクテル群9.5±10.3，Epi群37.4±25.1と有意にカクテル群で低かった（p<0.0001）．術後2日目のVASはカクテル群で低い傾向にあったが有意差を認めず（カクテル群17.6±13.1，Epi群24.1±20.1，p=0.083），それ以降も術後21日目まで，2群間に有意差を認めなかった．VASの経時的変化を図1に示すと，関節周囲多剤カクテル注射は術後3日目までは有効で

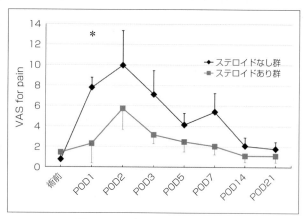

図 4. 痛み（VAS）の経時的変化

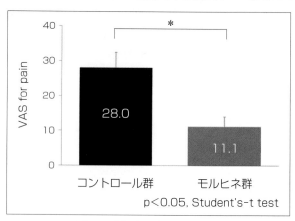

図 5. 動作時痛（VAS）の比較

あることがわかる．術後24時間内にPCAとして静脈内投与したフェンタニルの総量は，カクテル群で0.19±0.20 mg, Epi群で0.46±0.11 mgと，有意にカクテル群で少なかった（p<0.05）．

関節周囲多剤カクテル療法と術後の腫脹の関係についての研究結果も紹介する[10]．同様の手法を用い，カクテル群とEpi群の下肢腫脹を比較した．術後1日目の腫脹は，対術前比で，カクテル群1.015±0.037, Epi群1.043±0.029とカクテル群で有意に低かった（p<0.05）．術後2日目でも，対術前比が，カクテル群で1.062±0.032, Epi群で1.093±0.029と，カクテル群で有意に腫脹が少なかった（p<0.05）．このカクテル群での腫脹の軽減は，術後5日目まで継続し，周術期を通じて，カクテル群で術後腫脹の軽減が得られた（図2）．また，術後のCRP値で術後の炎症を評価したが，カクテル群で有意に低値を示した（POD3：8.5±5.4 mg/dl vs 14.0±5.3 mg/dl, p<0.05）．またCKを用いて組織侵襲度を比較したが，2群間に差を認めなかった（POD3：164±81 IU/l vs 174±152 IU/l, p=0.709）．これらの結果を受け，最終的な目標である患者満足度についても評価した．結果は，術後早期に，カクテル群で患者満足度が高く，術後1, 3, 5日目で有意差を認めた（図3）．

どの薬剤が効くのか？

ここまでに示した研究結果からは，関節周囲多剤カクテル療法が，術後疼痛コントロール，腫脹

のコントロール，患者満足度に関して有効であることがわかる．ただこの効果は，どの薬剤によりもたらされているかについては，まだ明らかになっていない．この疑問を解き明かすべく以下の2つの研究を行った．

1．ステロイドは意味があるか？

ステロイドの必要性を調査するために，62膝を対象に，最初の連続した25膝をステロイドあり群，その後の連続した37膝をステロイドなし群として，2群を比較した[11]．術後1日目のVASは，ステロイドあり群2.3±4.8, ステロイドなし群7.8±11.9と，ステロイドあり群で有意に低かった（p<0.05）．術後2日目以降のVASは，2群間で有意差を認めなかった．VASの経時的変化を図4に示すと，統計学的に有意なのは術後1日目のみであるが，周術期を通じて，ステロイドあり群でVAS値が低い傾向を示しているのがわかる．感染を含む合併症は両群とも認めなかった．制吐剤の使用回数は，ステロイドあり群で少ない傾向を示した（0.12±0.6回 vs 0.52±0.9回, p=0.054）．患者満足度は，術後1日目でステロイドあり群で高かった（98.0±0.6 vs 91.8±1.2, p<0.05）．また同じ対象を用いて術後の腫脹についても比較し，ステロイドあり群で術後の下肢腫脹が少ないことも報告した[12]．

2．モルヒネは必要か？

オピオイドの有無の差を調査するために，42膝を対象に，塩酸モルヒネ含有群（モルヒネ群）と塩

酸モルヒネ非含有群(コントロール群)の2群に無作為に分け，2群を比較した[13]．この研究では，塩酸モルヒネは5mgを用いた．術後1日目で，安静時VASは，モルヒネ群2.4±6.2，コントロール群10.5±17.7と，2群間で有意差を認めなかった．しかし，動作時VASでは，モルヒネ群11.1±13.4，コントロール群28.0±20.4と，モルヒネ群で有意に低かった(p<0.05，図5)．術後2日目以降のVASは，安静時・動作時とも，2群間で有意差を認めなかった．この結果，オピオイドは関節周囲多剤カクテル療法において有用であることがわかった．

さらにオピオイドの作用部位について調査するために，両側同時TKA症例を用いて，関節周囲多剤カクテル療法におけるオピオイドの局所投与の意義について検討した[14]．32症例の両側同時TKAを対象に，片側(モルヒネ側)に塩酸モルヒネ含有薬液を，反対側(コントロール側)には塩酸モルヒネ非含有薬液を，無作為に注射した．この研究でも，塩酸モルヒネは5mgを用いた．安静時VASは，術後1日目でモルヒネ側10.6±19.4，コントロール側11.1±20.1と，2群間で有意差を認めなかった．しかし術後2日目は8.4±13.2 vs 9.1±20.1，術後5日目は7.2±10.5 vs 10.2±10.8，術後10日目は6.5±8.8 vs 8.7±9.3とモルヒネ側で有意に低かった(p<0.05)．動作時VASでは，術後3，4，5日目においてモルヒネ側で有意に低かった(p<0.05)．患者の自己評価において，モルヒネ側のほうが良いと評価した割合は，コントロール側のほうが良いと評価した割合よりも高かった．本研究の結果から，同一個体を用いた両側同時TKAにおいては，モルヒネ側のほうが，コントロール側と比較してVASが低い傾向にあり，患者の自己評価においても良いと評価される割合が高いことがわかる．これらより，関節周囲多剤カクテル療法におけるオピオイドは，局所にも作用し，その鎮痛効果が発揮されていることがわかった．

関節周囲多剤カクテル療法は，複数の薬剤を用いることにより，薬理学的に多効能で，様々な面からの鎮痛効果が期待できる．また，多剤の相互作用もあり，疼痛抑制をより強く発揮できると考えられる．今回は，ステロイドと麻薬について言及したが，他の薬剤についても同様の研究がなされている．

Kimらは，NSAIDsであるKetorolacの有無によるカクテル注射の効果の違いについて報告しており，Ketorolacの追加により，有意に強い鎮痛効果が得られたと報告している[15]．Ketorolacは本邦では未承認の薬剤であり，我々はカピステンで代用した．程度の違いは否定できないが，カピステンにも同様の効果があると考える．

医療麻薬の乱用が社会的問題となっている欧米においては，麻薬の使用について一石を投じるような論文が好まれ，公表されている．日本からもIwakiriらが，関節周囲多剤カクテル療法に，モルヒネを加えても，追加の鎮痛効果は得られず，副作用の頻度が増えると報告している[16]．しかし，非常に強い鎮痛効果を持つ麻薬が効かないことがあるのだろうか？麻薬が効くかどうかを論ずるよりは，いかに少ない麻薬の量でしっかりとした疼痛コントロールができるのか，その方法について追及したいと考える．我々は元々塩酸モルヒネ10mgを使用していたが，副作用の観点から現在は5mgとしており，またIwakiriらが行っている患者の体重に応じた麻薬量の調整も適切なオプションと考える．

痛くないTKAを目指して

関節周囲多剤カクテル療法の効果については，ここまでに示したように疑いがない．ただ，最終的な目標は痛くないTKA，患者満足度の高いTKAと考える．さらなる周術期疼痛コントロールを目指し，大腿神経ブロック(FNB)との併用について調査した[17]．83膝が調査対象．FNB併用群とコントロール群の2群に分け(前半の58膝がコントロール群，続く25膝がFNB併用群)，その他はすべて同一の手術手技とした．FNB併用群に

は，術前に超音波ガイド下で大腿神経部にカテーテル留置を行い，術後アナペインを 6.0 mg/時間で 3 日間持続投与した．術後 1 日目の VAS は，FNB 併用群 2.2±6.9，コントロール群 6.1±12.2と FNB 併用群で有意に低かった（p＜0.05）．術後 2 日目の VAS も有意差はないものの FNB 併用群で低い傾向を示した（5.0±7.7 vs 9.6±14.3，p＝0.292）．フェンタニルの使用量は，術後 24 時間で，FNB 併用群 86.5±184.0μg，コントロール群120.0±187.2μg と 2 群間で有意差を認めなかった（p＝0.302）．屈曲角度は，術後 1 日目で，FNB併用群 119.2±18.2°，コントロール群 105.2±23.3°と FNB 併用群で有意に屈曲角度が大きかった（p＜0.05）．患者満足度に関しては，術後 5 日目で，FNB 併用群 97±6，コントロール群 93±12と FNB 併用群で有意に患者満足度が高かった（p＜0.05）．合併症については，FNB 併用群で術後 1 日目に 12 膝（48%）で膝崩れを認めたのに対し，コントロール群では，膝崩れを認めた症例はなかった．ただし膝崩れを認めた全症例で，カテーテル抜去後に膝崩れが残存した例はなく，転倒を生じた症例もなかった．

また局所冷却との併用についても調査した．71膝を対象に，手術の時期により，局所冷却あり群（冷却群）と局所冷却なし群（コントロール群）の 2群に分けた．冷却群には，術後に帰室直後から冷却療法用装置を装着し，72 時間継続した．術後 1日目の VAS は，冷却群 2.8±4.9，コントロール群 7.4±14.2 と冷却群で低い傾向を示した（p＝0.084）．術後 2 日目以降の VAS は 2 群間で有意差を認めなかった．大腿周囲径比は，術後 1〜7 日目まで冷却群で低い傾向を示し，術後 2 日目，術後 4 日目でその差は有意であった（冷却群 vs コントロール群，2 日目：1.045±0.027 vs 1.063±0.025，4 日目：1.063±0.026 vs 1.076±0.026）．患者満足度は，術後 3〜5 日目において有意に冷却群で高かった．

今後の展望

ここまで関節周囲多剤カクテル療法の効果について示してきたが，最も大切なことは，カクテル療法が効くかどうかということではなく，いかに痛くない手術を患者に提供でき，患者の満足度を上げることができるかということである．関節周囲多剤カクテル療法だけではなく，他の手法も用いてこの目的を達成する必要がある．その代表が本稿でも触れた大腿神経ブロックであり，局所冷却である．また内転筋管ブロックやアセトアミノフェンの点滴も近年広まりつつある手法である．ただ，術後疼痛コントロールだけを追究し，これらが行き過ぎると，近年欧米で問題となっている麻薬の乱用などにつながる恐れもあり，十分な注意が必要である．この 10 年で日本における術後疼痛管理については急激な進歩があったと考える．ただ，まだまだ欧米のレベルには達していないのが，実情である．麻薬の乱用を代表とした欧米での疼痛コントロールの失敗を繰り返さないように，日本国内でのエビデンスの蓄積に努めたい．

文　献

1) Busch, C. A., et al.：Efficacy of periarticular multimodal drug injection in total knee arthroplasty. A randomized trial. J Bone Joint Surg Am, **88**：959-963, 2006.

2) Vendittoli, P. A., et al.：A multimodal analgesia protocol for total knee arthroplasty. A randomized, controlled study. J Bone Joint Surg Am, **88**：282-289, 2006.

3) Parvataneni, H. K., et al.：Controlling pain after total hip and knee arthroplasty using a multimodal protocol with local periarticular injections：a prospective randomized study. J Arthroplasty, **22**(6 Suppl 2)：33-38, 2007.

4) Ranawat, A. S., et al.：Pain Management and Accelerated Rehabilitation for Total Hip and Total Knee Arthroplasty. J Arthroplasty, **22**(7 Suppl 3)：12-15, 2007.

5) Maheshwari, A. V., et al.：Multimodal pain management after total hip and knee arthro-

plasty at the Ranawat Orthopaedic Center. Clin Orthop Relat Res, **467**：1418-1423, 2009.

6) 洲鎌　亮ほか：関節周囲多剤カクテル療法による人工膝関節置換術後疼痛コントロール. 日人工関節会誌, **40**：610-611, 2010.

7) 洲鎌　亮ほか：人工膝関節置換術後の疼痛管理―関節周囲多剤カクテル療法 vs 硬膜外ブロック―. 日人工関節会誌, **41**：538-539, 2011.

8) Tsukada, S., et al.：Postoperative epidural analgesia compared with intraoperative periarticular injection for pain control following total knee arthroplasty under spinal anesthesia：a randomized controlled trial. J Bone Joint Surg Am, **96**：1433-1438, 2014.

9) Tsukada, S., et al.：Early stage periarticular injection during total knee arthroplasty may provide a better postoperative pain relief than late-stage periarticular injection：a randomized-controlled trial. Knee Surg Sports Traumatol Arthrosc, 2018. doi：10.1007/s00167-018-5140-y. Epub ahead of print.

10) 洲鎌　亮ほか：全人工膝関節置換術後腫脹に対する関節周囲多剤カクテル療法の効果. JOSKAS, **39**：743-747, 2014.

11) 洲鎌　亮ほか：関節周囲多剤カクテル療法にス

テロイドは必要か？. 日人工関節会誌, **43**：289-290, 2013.

12) 洲鎌　亮ほか：全人工膝関節置換術での関節周囲多剤カクテル療法におけるステロイドの意義―術後腫脹への影響に注目して―. 中部整災誌, **59**：275-276, 2016.

13) 洲鎌　亮ほか：全人工膝関節置換術での関節周囲多剤カクテル療法におけるオピオイドの意義. JOSKAS, **42**：226-227, 2017.

14) 洲鎌　亮ほか：全人工膝関節置換術での関節周囲多剤カクテル療法におけるオピオイドの意義〜両側 TKA 症例での検討〜. JOSKAS, **43**：426-427, 2018.

15) Kim, T. W., et al.：Which analgesic mixture is appropriate for periarticular injection after total knee arthroplasty? Prospective, randomized, double-blind study. Knee Surg Sports Traumatol Arthrosc, **23**(3)：838-845, 2015.

16) Iwakiri, K., et al.：Effect of Periarticular Morphine Injection for Total Knee Arthroplasty：A Randomized, Double-Blind Trial. J Arthroplasty, **32**(6)：1839-1844, 2017.

17) 洲鎌　亮ほか：関節周囲多剤カクテル療法を用いた人工膝関節置換術における大腿神経ブロックの効果. JOSKAS, **38**：553-557, 2013.

好評雑誌 Monthly Book Orthopaedics 最新増刊号

好評

ポイント解説　Vol 30 No 10　2017年10月刊

整形外科診断の基本知識

編集企画／松本守雄
（慶應義塾大学教授）

脊椎・上肢・下肢・骨軟部腫瘍における的確な診断に必要な各疾患の特徴を、この1冊に凝縮。古くも新しい診断法の知識を、エキスパートが漏れなく伝授。ベテラン整形外科医にとっても、「基本知識」の刷新が図れること間違いなしの貴重特集号です！

B5判　294頁　定価（本体価格5,800円＋税）

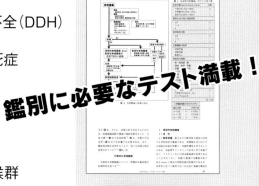

鑑別に必要なテスト満載！

＜とりあげた項目＞

Ⅰ．脊椎脊髄疾患
頚髄症
頚部神経根症
慢性腰痛症
腰椎椎間板ヘルニア・腰部脊柱管狭窄症
脊柱変形
原発性／転移性脊椎腫瘍
脊髄疾患
骨粗鬆症および椎体骨折
化膿性脊椎炎、椎間板炎
脊椎・脊髄損傷

Ⅱ．上肢疾患
小児肘関節周囲骨折
末梢神経障害
リウマチ手指変形
手根骨骨折
肩関節周囲炎・腱板断裂
投球障害

Ⅲ．下肢疾患
発育性股関節形成不全（DDH）
変形性股関節症
特発性大腿骨頭壊死症
関節唇損傷
膝関節半月板損傷
膝関節靱帯損傷
膝蓋大腿関節障害
変形性膝関節症
膝関節 overuse 症候群
外反母趾
変形性足関節症
足の末梢神経障害
足関節捻挫、足・足関節外傷
距骨骨軟骨損傷

Ⅳ．骨軟部腫瘍
良性骨腫瘍
悪性骨腫瘍
良性軟部腫瘍
悪性軟部腫瘍

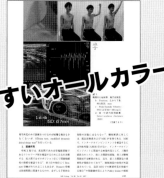

見やすいオールカラー

(株)全日本病院出版会

〒113-0033　東京都文京区本郷3-16-4
TEL：03-5689-5989　FAX：03-5689-8030
http://www.zenniti.com

特集：低侵襲 TKA の最前線　MIS-TKA を再考する

人工膝関節全置換術（TKA）の出血対策

小林　秀[*]

Abstract：人工膝関節全置換術（TKA）周術期の出血対策は，同種血輸血を回避し，リハビリテーションを早期に進めるうえで必須である．近年ドレーンクランプ法やトラネキサム酸などを用いた様々な出血対策が行われるようになり，以前のように自己血貯血の準備をせずに手術をすることが可能になってきている．本稿では，周術期の種々の出血対策の紹介と実際筆者が行っている（主に駆血帯非使用下での）TKA の出血対策の具体的な方法を，その効果とともに概説する．これらの出血対策を行うことにより，現在では両側例であっても自己血貯血，同種血輸血を要さずに駆血帯非使用で手術を行うことが可能となっており，またこれらの出血対策により術後の腫脹も少なくて済み，早期リハビリテーションを行ううえでも役に立っている．

（J MIOS. No. 90：55-59, 2019.）

はじめに

　人工膝関節全置換術（TKA）の術後出血が多量となった場合，高度貧血や血圧低下などから全身状態の悪化につながり，同種血輸血を必要とする場合がある．しかし同種血輸血には頻度は低いものの，発熱や蕁麻疹，ウイルス感染症，アレルギー反応，輸血関連急性肺合併症，輸血後移植片対宿主病，溶血反応などといった重篤な合併症を引き起こす可能性があることが知られている．また，同種血輸血と術後感染率増加，術後回復遅延，在院日数長期化，死亡率増加との関連[1]や，貧血の進行自体にも創傷治癒遅延や感染率増加の原因となり得ることが[2]報告されている．また術後の出血量が多いと，術後の腫脹をきたし早期リハビリテーションを行ううえで妨げとなる．以上のよ

うな観点から TKA の周術期において出血対策を行うことは術者として必須のこととなっている．本稿では周術期の種々の出血対策の紹介と実際筆者が行っている"主に駆血帯非使用下での"出血対策の効果について紹介する．

術前対策

　以前は 400 ml あるいは 800 ml の自己血貯血を行い，800 ml 以上の自己血貯血を行った際にはエリスロポエチンを投与することが一般的であったが，後述のトラネキサム酸の使用，ドレーンクランプの使用などの術中術後の出血対策により，現在術前自己血貯血は不要となりつつある．術前採血にて貧血の程度を確認し，必要に応じて鉄剤投与などを行うようにしている．

Key words：人工膝関節全置換術（total knee arthroplasty：TKA）　　駆血帯非使用（non tourniquet）
　　　　　　出血対策（blood loss management）　　トラネキサム酸（tranexamic acid）
　　　　　　ドレーンクランプ（drain clamp）

---

[*]　Kobayashi Shu，〒 160-8582 東京都新宿区信濃町 35　慶應義塾大学医学部整形外科学教室，助教

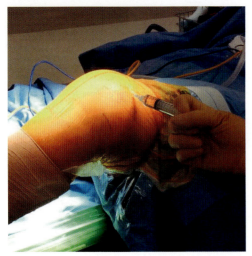

図 1. 加刀前にアドレナリン入り
リドカインを注入
皮切部だけでなく膝蓋上囊滑膜, 膝蓋下脂肪体部などにも注入している.

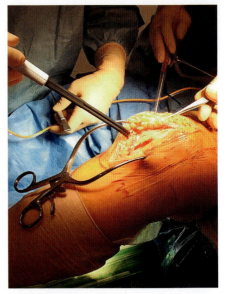

図 2. バイポーラシーラー

術中対策

まず加刀前にアドレナリン入りのリドカインを注入している. この際, 皮切部だけでなく膝蓋上囊滑膜, 膝蓋下脂肪体部などの出血が多く予想される部位に注入するようにしている(図1).

次に, 多くの施設において無血術野の確保, 術中出血の抑制を目的に駆血帯が使用されているが, 逆に駆血帯を用いることにより, 術野で出血点がわからずに術中止血処置ができず, 術後駆血帯を外した後の出血量が多くなるという問題点がある. 筆者は, 術中に出血点を確認し止血操作を行いたいこと, 駆血帯により大腿部が圧迫されると膝蓋骨の可動性やtrackingが不良となりMIS手術の際に不都合なこと, 静脈血栓塞栓症の予防の点, 初心者にTKAを行わせる際に駆血時間を気にしなくて良い点, 術直前に投与した抗生剤が術野に届く点などを考慮して, 駆血帯はインプラントのセメント固定の際にのみ使用することとしている. このため, 術中の術野からの止血が重要となってくるが, 軟部組織の止血にはバイポーラシーラーを用いている(図2). バイポーラシーラーは高周波(RF)エネルギーと生理食塩水を組み合わせることで先端を100℃に保ち, 煙や炭化を生じることなく軟部組織の止血を行うことができるバイポーラシステムである. 通常の電気メスでの凝固止血では出血点を1か所ずつ摂子でつまんで凝固するのに対し, バイポーラシーラーでは出血周囲を軽くなでるだけで素早く止血させることが可能で, さらに組織が焦げることもなく侵襲も少ない. バイポーラシーラーを用いた術野での止血により, 周術期の出血量を減らすことができ, その結果輸血率も下がるとの報告もある[3]. 特に関節包切開部, 十字靱帯周囲部, 半月板切除部, 大腿骨遠位前面滑膜部, 脂肪組織切除部などの出血の多い部位や凝固がしづらい部位の素早い止血において有用である. 一方, 骨からの出血(骨棘を切除した部位や骨切り部からの出血)が多い場合にはボーンワックスなどを用いている. また, 大腿骨に髄内ロッドを使用した際には髄腔からの出血を抑える目的で切除した骨を用いて髄内ロッドの孔に栓をするようにしている(図3).

これら上述の手法により, 駆血帯を用いずとも良好な視野を得ることができ, また同時に術後の出血に対する対策にもなっている.

その他, 術中の対策としては, 麻酔科に低血圧麻酔をかけてもらい術中の平均動脈圧を低下させることも, 術中出血量を減少させるうえで有用である. ただし, この低血圧麻酔では組織還流量低下や, 死亡を含む合併症が起こる可能性があるこ

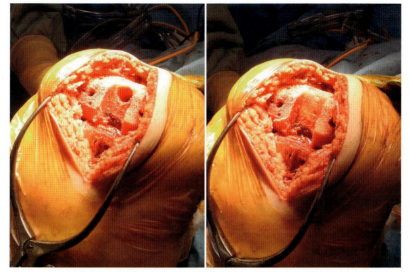

図 3. 大腿骨髄内ロッド使用時の骨孔(a)と骨栓後(b)

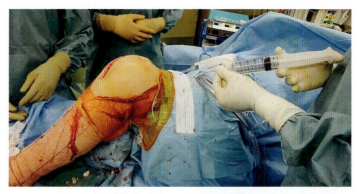

図 4. ドレーンクランプ法

と，心臓，脳，末梢血管の疾患がある場合は危険性が高まることなどに留意が必要である．

術後対策

当科では関節包の縫合後にトラネキサム酸を用いたドレーンクランプ法を行っている(図4)．トラネキサム酸(トランサミン®)1,000 mgと生理食塩水40 mlを逆行性に注入し，術後2時間程度クランプとしている．ドレーンクランプ法は関節包を完全に縫合することにより，タンポナーデ効果を期待した術後出血抑制対策である．このためドレーンクランプを有効に行うためには，関節包をwater-tightに強固に縫合することが肝要となるが，この点においてはbarbed sutureを用いた関節包縫合が有用である(図5)．Barbed sutureの長所は縫合時間の短縮だけでなく，糸に返しがついて

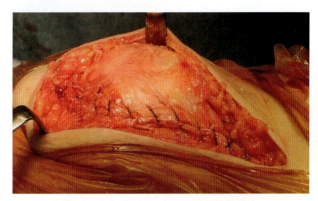

図 5. Barbed sutureによる関節包縫合

おり緩むことがなく，また単縫合と比べて関節包を全体的に引き寄せることが可能で，特に外側アプローチや再置換などの関節包の完全な縫合が困難となるケースにおいて有効であると考えている．

トラネキサム酸は日本で開発された50年以上の歴史を持つ止血剤であり，人工関節置換術の出

血対策としても多く用いられている．トラネキサム酸はリシン類似構造を有し，プラスミノゲンのリシン結合部位に結合し，プラスミンがフィブリンに結合するのを阻止し，プラスミンによるフィブリンの分解を抑制することで止血効果を示す．トラネキサム酸は線溶系にのみ作用し，凝固系には影響を与えないため，深部静脈血栓(VTE)発生のリスクを上げないとされている点において[4]，TKA周術期にも使用しやすい薬剤である．また非常に安価であり，医療経済的にも優れている．前述のドレーンクランプ法にトラネキサム酸を併用することで出血抑制に関して相乗効果が期待できる．Wongらは無作為対照試験(RCT)にてトラネキサム酸を用いた群が生理食塩水だけの群と比較して約20〜25%，300〜400 mlの術後出血量を減らすことができると報告している[5]．

　トラネキサム酸の投与方法としては，関節内投与と経静脈投与があり，どちらが出血効果において優れているかの比較もなされているが，両者とも有用性において差はないという報告が多い[6]．このため，添付文書上推奨されている静脈内投与を推奨する考えと，血栓症のある患者への静脈投与はリスクがあるために関節内の局所に投与したほうが安全だという考えに分かれている．関節内に投与されたトラネキサム酸の実際の薬物動態も不明確であり，またその投与量，投与のタイミングについてもコンセンサスは得られていない．

　最近では，TKA後にドレーン非留置とする報告が散見されるようになってきている．術後関節内血腫による腫脹の軽減のために術後ドレーンが留置されることが多かったわけだが，出血対策がなされるようになったために，ドレーンからの逆行性の感染のリスクや，患者や医療管理者の負担を軽減する目的でドレーンを非留置とする施設が増えてきている．ただしドレーン非留置の場合，術後血腫による腫脹をきたすため，十分な出血対策と術後のdressingや安静期間にも工夫が必要と考える．

　ドレーン非留置による術後出血量への影響としては，TKAにおけるドレーンの有無において比較したmeta-analysisで，ドレーン使用群と非使用群の間で出血量は変わらないと報告されており，血腫形成・創部感染・術後ROM・深部静脈血栓症(DVT)発生率にも差がないため，ドレーンを留置することのメリットはないと報告されている[7]．トラネキサム酸とドレーン非留置を併用することで，相乗的な出血抑制効果も期待でき，ドレーン非留置による患者の身体的・精神的負担の軽減，医療費の軽減，医療スタッフの負担軽減の点からも推奨するという報告も多い．

　術後には弾性包帯による圧迫，患肢のクーリング，患肢の挙上などを行っている．ドレーンを非留置とする際には特にJones dressingなどの腫脹に対する対策が必要と考える．

　術後疼痛に対する除痛も術後出血に影響を及ぼす．以前によく行われていた持続硬膜外麻酔は，交感神経がブロックされ下肢の低血圧状態が維持されることで，骨内圧が低下して出血量減少につながると考えられているが，最近では持続硬膜外麻酔により抗凝固療法が遅れること，大腿神経，坐骨神経ブロックやカクテル療法でも同等の除痛が得られることなどから，行われなくなってきている．しかしいずれの除痛方法であっても，術後の除痛をしっかり行うことにより，血圧などの上昇を防ぐことが重要であると考えている．

　以上の様々な出血対策を行うことにより，現在筆者は基本的にTKA，UKAでは両側例，再置換例であっても自己血貯血は行っておらず，実際，同種血輸血が必要となったケースもほとんどない．

出血対策の効果について

　最後に筆者の症例に関しての出血対策効果について報告する．セメント固定時のみ駆血帯を使用して行った片側TKA 22膝，片側UKA 32膝における，(1)バイポーラシーラー(アクアマンティス®)を用いて止血をすること，(2)Barbed suture(Stratafix®)を用いて関節包縫合を強固に行った後にトラネキサム酸を用いたドレーンクランプを

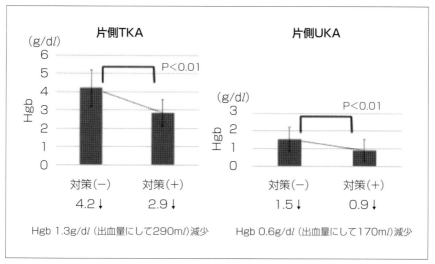

図 6. 出血対策の効果(本文参照)

行うこと，による周術期出血の効果を調査した．周術期におけるHgbの減少量(術前－術後4日目)を，上述の(1),(2)の出血対策を行わなかった群と行った群で比較した．結果は(1),(2)の出血対策手技を行うことによりHgbの減少量(術前－術後4日目)を，片側TKAで平均4.2 g/dl→2.9 g/dlに，片側UKAで1.5 g/dl→0.9 g/dlにそれぞれ有意に減少させることができた(図6)．駆血帯を用いないTKAにおいては術中の十分な止血と，関節包をしっかり縫合し，トラネキサム酸を用いたドレーンクランプ法を用いることが有用であると考えられた．

まとめ

TKA周術期の出血に対する対策として手法について概説，紹介した．これらの出血対策により以前は必須であった自己血貯血を行うことなく駆血帯非使用で手術が可能となり，さらには周術期の出血量を減らすことにより，術後の腫脹も軽減し，早期リハビリテーションを進めることが可能となっている．

文 献

1) Levine, B. R., et al.：Blood management strategies for total knee arthroplasty. J Am Acad Orthop Surg, 22(6)：361-371, 2014.
2) 今村史明ほか：人工関節置換術後の創傷治癒遅延とその対策. 関節外科, 26：100-106, 2007.
3) Marulanda, G. A., et al.：Reductions in blood loss with use of a bipolar sealer for hemostasis in primary total knee arthroplasty. Surg Technol Int, 14：281-286, 2005.
4) Charoencholvanich, K., et al.：Tranexamic acid reduces blood loss and blood transfusion after TKA：a prospective randomized controlled trial. Clin Orthop Relat Res, 469(10)：2874-2880, 2011.
5) Wong, J., et al.：Topical application of tranexamic acid reduces postoperative blood loss in total knee arthroplasty：a randomized, controlled trial. J Bone Joint Surg Am, 92(15)：2503-2513, 2010.
6) Soni, A., et al.：Comparison between intravenous and intra-articular regimens of tranexamic acid in reducing blood loss during total knee arthroplasty. J Arthroplasty, 29(8)：1525-1527, 2014.
7) Si, H. B., et al.：No clear benefit or drawback to the use of closed drainage after primary total knee arthroplasty：a systematic review and meta-analysis. BMC Musculoskelet Disord, 17：183, 2016.

Monthly Book Orthopaedics

好評特集案内

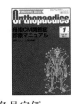

Vol. 31 No. 1 母指 CM 関節症診療マニュアル
◆編集企画◆酒井昭典(産業医科大学)　2018年1月号

各号定価（本体価格2,300円＋税）

◎主な内容◎

病態と診断のポイント	目貫 邦隆ほか
病期分類とそれに基づいた治療法の選択	長谷川英雄ほか
保存療法の進め方	橋詰 博行ほか
手術のバリエーションと術式選択の基準	藤原 浩芳ほか
LRTI(ligament reconstruction tendon interposition arthroplasty)の実際	森崎 裕
鏡視下切除関節手術と靱帯再建腱球移植術の比較	恵木 丈
Suture button suspensionplastyを用いた鏡視下関節形成術	坂野 裕昭
Mini TightRope®を用いた cross-couplingsuture button suspensionplasty	渡邉健太郎
鏡視下 interposition arthroplastyの合併症とその対策	辻井 雅也
関節固定術のコツとピットフォール	平澤 英幸ほか

Vol. 31 No. 3 外来で役立つ靴の知識
◆編集企画◆橋本健史(慶應義塾大学スポーツ医学研究センター)　2018年3月号

◎主な内容◎

靴の構造	小久保哲郎
靴の機能	阿部 薫
小児に適した靴	落合 達宏
高齢者に適した靴	長谷川正哉
婦人に受け入れられる靴	池澤 裕子
外反母趾に対処する靴	中本 佑輔ほか
関節リウマチの治療と靴	矢部裕一朗
外来で役立つ糖尿病足病変に対する靴と免荷の知識	大浦 紀彦ほか
アスリートの靴（ランニング，サッカー）	安田 稔人ほか

Vol. 28 No. 7 もっと知りたい！関節手術に役立つ機能解剖
◆編集企画◆秋田恵一(東京医科歯科大学)　2015年7月号

増刷

◎主な内容◎

肩腱板の安定化機構	新井 隆三
肩関節の機能解剖	山本 宣幸
肘関節の外側構造；上腕骨外側上顆炎（テニス肘）の病態との関連	二村 昭元ほか
肘関節の内側構造	大歳 憲一ほか
橈骨遠位端掌側部の骨・軟部組織構造	今谷 潤也ほか
股関節手術に必要な短外旋筋群の解剖	田巻 達也ほか
股関節鏡と機能解剖	宇都宮 啓ほか
膝前十字靱帯の付着―最新の知見―	塚田 幸行ほか
内側膝蓋大腿靱帯（MPFL）の解剖	望月 智之ほか
足関節の機能解剖	印南 健

Vol. 28 No. 12 イチからはじめる超音波診断―X線のように使いこなすために―
◆編集企画◆熊井 司(奈良県立医科大学)　2015年11月号

増刷

◎主な内容◎

超音波診断装置の基礎知識	石崎 一穂
運動器の超音波画像―骨・軟骨・筋・腱・靱帯―	鈴江 直人ほか
超音波検査のABC ―手指・手関節・肘・肩・股・膝・足部・足関節・リウマチ性・疾患―	中島 祐子ほか
入門；超音波ガイド下伝達麻酔	仲西 康顕

(株)全日本病院出版会

〒113-0033　東京都文京区本郷 3-16-4
TEL：03-5689-5989　FAX：03-5689-8030
http://www.zenniti.com

特集：低侵襲 TKA の最前線　MIS-TKA を再考する

人工膝関節置換術（TKA）後の DVT 対策
―アスピリンと機械的予防法の有効性―

清水　耕*

> **Abstract**：TKA 後の VTE 予防には，ワーファリン，低分子ヘパリン，注射 X-a 阻害剤
> なども用いられるが，重篤な出血を合併することがある．これに対し機械的予防法とアス
> ピリンは合併症が少なく低侵襲で米国のゴールデンスタンダードであり，当院でも 2000 年
> より使用している．そこで，静脈造影で DVT の有無を確認し得た TKA 900 例の，合併
> 症，DVT，PE の頻度，DVT 危険因子を検討した．
> 　重篤な出血は 0 例で，アスピリン中止例もなかった．PE の頻度は致死性 PE 0 例，症候
> 性 PE 2 例（0.2％）であり，DVT の頻度は 320 例（35.6％）と比較的高かったが，膝窩静脈
> 発生例 6 例（0.7％）以外はすべて遠位型であった．DVT 危険因子の単変量解析では BMI，
> 性別，年齢，術前 ROM，多変量解析では BMI，性別に有意差を認めた．
> 　アスピリンと機械的予防法併用は PE と近位 DVT 発生予防効果が高く，安価で，副作
> 用が少なく低侵襲であり有用と考えられた．

（J MIOS. No. 90：61-66, 2019.）

はじめに

　人工膝関節置換術（TKA）後の合併症として，深部静脈血栓症（DVT）を主因とする肺塞栓症（PE）は極めて重篤な結果をもたらすことが知られており，各種の予防法が試みられてきた．2004 年の ACCP（米国胸部内科学会）ガイドライン[1]では，ワーファリン，低分子ヘパリン，X-a 阻害剤（注射）などの強力な抗凝固剤が推奨されて，DVT，PE の発生頻度は低下したものの重要臓器の出血，局所の血腫，感染などが頻発して大問題となった．これを受けて，2007 年には AAOS（米国整形外科学会）ガイドライン[2]でアスピリンと機械的予防法が再評価され，2012 年の ACCP ガイドライン[3]も大幅に変更されて強力な抗凝固剤

の推奨グレードは 1 A から 1B に下がり，アスピリンは推奨なしから 1B に，機械的予防法も推奨なしから 1C に推奨グレードが上昇している（表1）．

　これらのガイドラインの変化の基底にあるのは，TKA の合併症である静脈血栓塞栓症（VTE）の危険を VTE 予防法による危険が上回ってはならないという考えであり，言い換えれば，より侵襲の少ない予防法が求められているということである．近年の AAOS では TKA 後の VTE 予防に際し，アスピリンの使用頻度が過半数を占めていることが報告されており，また一方で，副作用の少ない経口 X-a 阻害剤も試みられている．当院では 2000 年より，TKA 術後の VTE 予防にアスピリンと機械的予防法を併用し，十分な PE 予防効果が得られているので報告する．

Key words：深部静脈血栓（DVT）　　肺塞栓症（PE）　　人工膝関節置換術（TKA）　　アスピリン（aspirin）
機械的予防法（mechanical prophylaxis）

---

* Shimizu Koh，〒 290-0003 千葉県市原市辰巳台東 2-16　千葉ろうさい病院整形外科，部長

表 1. 2012 年 ACCP ガイドラインの推奨度（2004 年との比較）

VKA（warfarin）	Grade 1B←Grade 1A
LMWH, fondaparinux	Grade 1B←Grade 1A
apixaban, dabigatran, ribaroxaban	Grade 1B
Aspirin	**Grade 1B**←not recommend
LDUH（heparin）	Grade 1B←not recommend
Intermittent compression device	**Grade 1C**←not recommend

対象と方法

TKA 術後にアスピリンと機械的予防法を併用し，静脈造影で DVT の有無を確認し得た TKA 900 例を対象とした．平均年齢は 71（40〜93）歳，男性 153 例，女性 747 例で，疾患の内訳は変形性膝関節症（OA）740 例，関節リウマチ（RA）113 例，骨壊死（ON）47 例であった．除外された症例としては，近位 DVT の既往がある患者，抗リン脂質抗体症候群などの血管内凝固能亢進素因を持つ最高リスクに分類される患者，アスピリンにより増悪が予想される喘息患者，ヨードアレルギー患者などであった．

静脈造影は原則として術後 7 日前後に施行し，透視下に近位静脈である腸骨静脈，大腿静脈，膝窩静脈，遠位静脈である後脛骨静脈，腓骨静脈，ひらめ筋静脈を造影して DVT の有無を確認した．DVT の危険因子として，年齢，性別，BMI，ROM 制限，血液検査所見，出血時間，凝固時間，手術時間，駆血時間を調べ，まず DVT 発生群と非発生群の間で単変量解析を行い，単変量解析で有意差が認められた因子についてさらに多変量解析を行った．

術後の DVT 予防措置としては，術後 2 日目の硬膜外チューブ抜去後 2 時間以降に，アスピリン（81 mg×2 錠，分 2）を内服開始し，原則として術後 2 日〜1 か月までは 1 日 2 錠，分 2（朝夕食後），術後 1〜2 か月には 1 日 1 錠，分 1（夕食後）に減量し，術後 2 か月で終了した．ただし，体重 40 kg 未満の症例に対しては，アスピリン（81 mg）1 錠，分 1 とした．機械的予防法としては，TKA 手術直後より両下肢にフットポンプを装着し，術翌日からは昼間は足関節の自他動運動を行い夜間はフットポンプを装着した．術後 2 日より全荷重歩行を開始し，術後 5 日前後で夜間のフットポンプ

は終了した．また，術直後より両下肢に弾性包帯を巻き，術後 5 日以降は弾性ストッキングに切り替え，術後 3 週前後で患側のみとし，術後 2 か月で終了した．

結 果

1．副作用の頻度

脳出血，臓器出血などの重篤な出血をきたした症例は 0 例で，膝関節の著明な血腫，出血，感染などを認めた症例も 0 例であった．軽度の皮下出血のためアスピリンを 2 錠/日から 1 錠/日に減量した症例が 7 例（0.8%）に認められた（表 2-Ⅰ）．また，消化器症状や，湿疹，喘息などが誘発された症例は認められなかった．

2．肺塞栓（PE）の頻度

致死性 PE は 0 例であったが，症候性 PE は 2 例（0.2%）に認められた．2 例の症候性 PE では静脈造影で膝窩静脈に DVT が認められており，意識障害，血圧低下などの重篤な症状は呈さず，いずれも軽微な胸部痛で発症して SaO$_2$ の低下が認められ，造影 CT で肺動脈の血栓と部分的な閉塞が確認されたが抗凝固剤の投与で軽快した（表 2-Ⅱ）．

3-1．深部静脈血栓症（DVT）の頻度

DVT（近位＋遠位）は，TKA 320 例（35.6%）に静脈造影で認められたが，このうち遠位にのみ DVT が認められた症例が 314 例（34.9%）であった．

近位 DVT は 6 例（0.7%）にのみ認められたが，これらの症例ではいずれも遠位にも DVT が認められ，このうち 2 例に症候性 PE が発生した（表 2-Ⅲ）．

3-2．深部静脈血栓症（DVT）の発生部位（静脈）

DVT が発生した静脈は，近位静脈である腸骨，大腿静脈は 0 例で，膝窩静脈発生例も 6 例（0.7%）

表 2. 副作用，PE，DVT の頻度（TKA 900 例）

Ⅰ．副作用の頻度		
重篤な出血	0 例	
軽微な皮下出血	7 例	（0.8%）
Ⅱ．肺塞栓（PE）の頻度		
致死性 PE	0 例	
症候性 PE	2 例	（0.2%）
Ⅲ．深部静脈血栓（DVT）の頻度		
近位 DVT	6 例	（0.7%）
遠位 DVT	320 例	（35.6%）

表 3. DVT の発生部位と頻度（900 例）

近位	腸骨静脈	0 例	
	大腿静脈	0 例	
	膝窩静脈	6 例	（0.7%）→PE 2 例
遠位	後脛骨静脈	145 例	（16.1%）
	腓骨静脈	214 例	（23.8%）
	ヒラメ筋静脈	274 例	（30.4%）

表 4. DVT の危険因子

	DVT あり	DVT なし	単変量解析	多変量解析
BMI	27.2±4.0	25.8±4.3	p<0.01	**p<0.01**
性差（男性）	0.104±0.32	0.192±0.39	p<0.01	**p<0.01**
ROM	94.5±24.1	99.0±24.8	p<0.05	p=0.08
年　齢	72.2±7.6	71.3±8.9	p<0.05	p=0.15

のみであった．それ以外はいずれも下腿静脈発生例で，ヒラメ筋静脈 274 例（30.4%），腓骨静脈 214 例（23.8%），後脛骨静脈 145 例（16.1%）の順であった（表 3）（重複発生例を含む）．

3-3. 深部静脈血栓症（DVT）の臨床症状

臨床症状に関しては，DVT を認めた 395 例のうち局所症状を呈した症例は 112 例（28.4%）と比較的低率で，腫脹 101 例，鈍重感 48 例，把握痛 22 例であった（重複を含む）．以上の症状は，DVT によるものか，TKA 手術に伴ったものかは必ずしも明確ではなかった．

4．深部静脈血栓症（DVT）の危険因子

DVT 発生群と DVT 非発生群の間で行った単変量解析で有意差が認められたのは，BMI，性差，年齢，術前の ROM であった．すなわち，肥満患者，女性，高齢者，術前の膝関節の可動域制限の認められた症例で DVT 発生頻度が高かった．また，以上の 4 因子についてさらに多変量解析を行ったところ，有意差が認められたのは BMI と性差であり，肥満の女性で DVT が発生しやすいという結果であった（表 4）．

考　察

1．ガイドラインの変遷

米国および本邦での VTE 予防ガイドラインはここ 15 年前後で大きく変化してきた．2004 年の ACCP（米国胸部内科学会）ガイドライン[1]では，強力な抗凝固剤（ワーファリン，低分子ヘパリン，注射 X-a 阻害剤など）が推奨ランク 1A とされ，アスピリンや機械的予防法は推奨されなかった．しかし，この 2004 年の ACCP ガイドラインに沿った予防法が行われたところ，重要臓器の出血，血腫，感染などの副作用が多発して大問題となった．

2007 年の AAOS（米国整形外科学会）ガイドライン[2]では，2004 年の ACCP ガイドラインの失敗を鑑み，侵襲の少ないアスピリンや機械的予防も推奨された．また，PE のリスクと重篤な出血のリスクをそれぞれ高低 2 群に分け，全体としては 4 群に分けてそれぞれの群に対する VTE 予防の推奨法を提示した．

2008 年の日本整形外科学会ガイドライン[4]は機械的予防法を推奨したものの，基本的には 2004 年の ACCP ガイドラインを踏襲し，強力な抗凝固剤（ワーファリン，低分子ヘパリン，注射 X-a 阻害剤など）が推奨され，アスピリンは推奨されなかった．

2012 年の ACCP ガイドライン[3]は，重篤な副作用への反省から強力な抗凝固剤（ワーファリン，低分子ヘパリン，注射 X-a 阻害剤など）の推奨ランクは 1A から 1B と低下し，一方，低侵襲のアスピリンは推奨なしから推奨ランク 1B と上昇し，

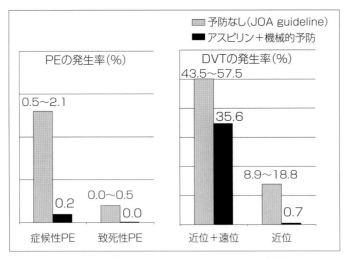

図1. 予防法の有無によるPEとDVTの発生率

機械的予防法も推奨なしから1Cと上昇した.

以上のように諸外国のガイドラインの流れは,重篤な副作用に対する反省から強力な抗凝固剤(ワーファリン,低分子ヘパリン,注射X-a阻害剤など)の推奨レベルは低下し,逆に副作用の少ないアスピリンや機械的予防法または経口X-a阻害剤などの推奨レベルが上昇している[2)3)]. この結果,2016年のAAOSでは,VTE予防薬としてアメリカでのアスピリン使用頻度が過半数を占めていることが報告された. 一方,2017年に改訂された日本整形外科学会ガイドラインでは未だアスピリンは推奨されていない[5)]のが現状である.

2．アスピリンと機械的予防法併用の効果

一般に,抗血小板剤であるアスピリンは動脈血栓予防に用いられるが,静脈血栓予防効果は疑問視されている. その理由として,アスピリンは血小板凝集作用は抑制するが,凝固作用は積極的には抑制しないとされている. しかし,静脈内の血栓形成の過程については,凝固作用により形成された小さな凝血塊に血小板が付着して大きな血栓を形成していくと考えられているため,アスピリン投与により直接凝血塊は抑制できないものの,血小板付着による大きな血栓形成を抑制することは十分可能であると考えられている[6)].

TKAの術後VTE予防に対するアスピリンの効果に関しては,米国では近年,強力な抗凝固剤と比較してアスピリンがより有効であったとする報告が数多く認められる. BozicらはTKA 93,840例についてのmeta-analysisでアスピリン,低分子ヘパリン(LMWH),ワーファンを比較し,副作用はほぼ同等であったが,PEやDVT発生率はアスピリンで低い傾向を示したと報告した[7)]. GesellらはTKA 2,222例についてアスピリンとワーファンを比較し,PEやDVT発生率は同等であったがアスピリンのほうが副作用が少なかったと報告した[8)]. RaphaelらはTJA 28,923例についてmeta-analysisでアスピリンとワーファンを比較し,副作用もPEやDVT発生率はアスピリンで低かったと報告している[9)].

当院でのTKA術後にアスピリンと機械的予防法を併用した場合のPE,DVTの発生頻度を,予防措置のない場合(2008年日本整形外科学会静脈血栓予防ガイドラインによる)と比較すると,PE発生率に関しては症候性PEは0.5〜2.1%から0.2%に,致死性PEも0.0〜0.5%から0.0%に減少していた. さらにDVT発生率も,近位+遠位DVTは43.5〜57.5%から35.6%に,近位DVTも8.9〜18.8%から0.7%に減少していた(図1). 特にPEと近位DVTが大幅に減少していることから,アスピリンと機械的予防法併用の効果は大部分の症例に対しては十分と考えられる. 一方で,重要臓器の出血,患部の血腫などの重篤な出血をきたした症例は0例であったことから,極めて安全に使用できると考えられた[6)〜14)].

3．静脈血栓塞栓症(VTE)の危険因子

VTEの危険因子についての研究も行われ,

BMI，年齢などが危険因子として指摘されているが，評価方法，術式，術者などが必ずしも統一されておらず明瞭な結果は報告されていない[10)15)16)]．今回の検討では，単変量解析でBMI，性別，年齢，術前のROMに有意差が認められ，多変量解析ではBMIと性差に有意差が認められた．したがって，肥満女性にTKAを施行する際には，VTE予防に十分留意する必要があると考えられた[11)〜14)]．

4．各種薬剤のコスト

術後のVTE予防薬剤に必要な1日の費用の概算を調べてみると，低分子ヘパリンは2,000円前後，注射X-a阻害剤は1,500〜2,100円前後，経口X-a阻害剤は400〜730円前後，ヘパリンは300〜1,200円前後と比較的高額である．これに対してワーファリンは20〜40円前後，アスピリンは12円前後であり，アスピリンは極めて安価であった．費用対効果を調べる研究も海外では広く行われており，アスピリンの費用対効果は低分子ヘパリンやワーファリンより優れていることが報告されている[17)18)]．

5．今後のTKA術後の静脈血栓塞栓症（VTE）予防法の展望

ここ10年前後のVTE予防に関する諸外国のガイドラインの変化は，「強力な抗凝固剤から安全な予防法へ」という流れであり，積極的な機械的予防法が推奨されるとともに，特に米国ではアスピリンの使用頻度が極めて高い．アスピリンは安価で副作用が少なくPEや近位DVTの予防効果も十分であると考えられるが，短所は遠位DVTの予防効果が十分ではないことであり[11)〜14)]，アスピリン単独投与ではなく機械的予防法との併用が適切と考えられる．

近年では本邦を含めて，apixaban, rivaroxaban, edoxaban, dabigatranなどの経口の選択的X-a阻害剤も導入されつつあり，従来の注射による非選択的X-a阻害剤とは異なり出血などの有害事象が少なく，遠位DVT予防効果も十分であるとの報告が認められる[19)〜24)]．したがって，当院でも

DVT発生リスクが比較的低い患者にはアスピリンと機械的予防法との併用を行い，著明な肥満が認められる女性などのDVT発生リスクが高いと考えられる患者には経口X-a阻害剤といった使い分けを検討している．

まとめ

(1) TKA 900例に術後アスピリンと機械的予防法を併用し，重篤な副作用は0例であった．

(2) 致死性PEは0％，症候性PEは0.2％であった．

(3) 近位DVTは0.7％に認められたがいずれも膝窩静脈発生例であり，遠位DVTは35.6％に認められた．

(4) アスピリンと機械的予防法の併用は，侵襲が少なく安価で，TKA術後の近位DVTとPEの予防に有用と考えられた．

(5) 肥満の女性などのDVTリスクが高いと思われる患者には，経口X-a阻害剤の使用も考慮すべきと考えられた．

文　献

1) Greets, W. H., et al.：Prevention of venous thromboembolism. 7th ACCP Conference on Antithrombotic and Thrombolytic Therapy. Chest, **126**：338-400, 2004. American College of Chest Physicians：American College of Chest Physicians anticoagulation guidelines summary(2004).

2) American Academy of Orthopaedic Surgeons：American Academy of Orthopaedic Surgeons clinical guideline on prevention of symptomatic pulmonary embolism in patients undergoing total hip or knee arthroplasty. 2007.

3) American College of Chest Physicians：Antithrombotic therapy and prevention of thrombosis, 9th edition：American College of Chest Physicians evidence-based clinical practice guidelines. Chest, **142**：141, 2012.

4) 日本整形外科学会編：静脈血栓塞栓症予防ガイドライン．南江堂，2008．

5) 日本整形外科学会編：症候性静脈血栓塞栓症予防ガイドライン. 南江堂，2017.

6) Johanson, N. A., et al.：Prevention of symptomatic pulmonary embolism in patients undergoing total hip or knee arthroplasty. AAOS, 17：183-196, 2009.

7) Bozic, K. J., et al.：Does Aspirin Have a Role in Venous Thromboembolism Prophylaxis in Total Knee Arthroplasty Patients? J Arthroplasty, 25：1053-1060, 2010.

8) Gesell, M. W., et al.：A Comparative Study of Preferential Aspirin vs. Routine Coumadin Chemoprophy. J Arthroplasty, 28：575-579, 2013.

9) Raphael, I. J., et al.：Aspirin：An alternative for Pulmonary Embolism Prophylaxis After Arthroplasty. Clin Orthop Relat Res, 472：482-488, 2014.

10) 清水　耕ほか：深部静脈血栓（DVT）の発生危険因子. 関節外科，24：16-25，2005.

11) 清水　耕ほか：機械的予防法とアスピリン併用によるVTE予防. 日人工関節会誌，41：38-39，2011.

12) 清水　耕：下肢手術の静脈血栓予防-アスピリン. Arthritis, 10：34-43（200-209），2012.

13) 清水　耕, 藤本和輝ほか：VTE予防におけるアスピリンと機械的予防法併用の有用性. 日人工関節会誌，43：13-14，2013.

14) 清水　耕ほか：アスピリンを用いた血栓予防—静脈造影による1600例の検討—. 日人工関節会誌，47：5-6，2017.

15) Huddleston, J. I., et al.：Age and obesity are risk factors for adverse events after total hip arthroplasty. Clin Orthop Relat Res, 470：490-496, 2012.

16) Parvizi, J., et al.：Symptomatic Pulmonary Embolus After Total Joint Arthroplasty：Stratifiction of Risk Factors. Clin Orthop Relat Res, 472：903-912, 2014.

17) Shousboe, J. T., et al.：Cost-Effctiveness of Low-Molecular-Weight Heparin Copared with Aspirin for Prophylaxis Venous Thromboembolism after Total Joint Arthroplasty. J Bone Joint Surg Am, 95：1256-1260, 2013.

18) Tabatabaee, R. M., et al.：Cost-Effective Prophylaxis Venous Thromboembolism After Total Joint Arthroplasty：Warfarin Versus Aspirin. J Arthroplasty, 30：159-164, 2015.

19) Eriksson, B. I., et al.：Oral rivaroxaban for the prevention of symptomatic venous thromboembolism after elective hip and knee replacement. J Bone Joint Surg Br, 91：636-644, 2009.

20) Fuji, T., et al.：A dose-ranging study evaluating the oral factor Xa inhibitor edoxaban for prevention of venous thromboembolism in patients undergoing total knee arthroplasty. Thrombo Haemost, 104：642-649, 2010.

21) Turpie, A. G. G., et al.：Rivaroxaban for the prevention of venous thromboembolism after hip and knee arthroplasty：Pooled analysis of four studies. Thromb Haemos, 105：444-453, 2011.

22) Castellucci, L. A., et al.：Efficacy and safety outcomes of oral anticoagulants and antiplatelet drugs in the secondary prevention of venous thromboembolism：systematic review and network meta-analysis. BMJ, 347：1-12, 2013.

23) As-Sultany, M., et al.：Use of Oral Direct Factor Xa Inhibiting Anticoagulants in Elective Hip and Knee Arthroplasty：A Meta-analysis of Efficacy and Safety Profiles Compared with Those of Low Molecular Weight Heparins. Curr Vasc Pharmacol, 11：366-375, 2013.

24) Aikens, G. B., et al.：New oral pharmacotherapeutic agents for venous thromboprophylaxis after total hip arthroplasty. World J Orthop, 5（3）：188-203, 2014.

好評増刷

カラーアトラス
爪の診療実践ガイド

● 編集　安木　良博（昭和大学/東京都立大塚病院）
　　　　田村　敦志（伊勢崎市民病院）

目で見る本で
臨床診断力がアップ！

爪の基本から日常の診療に役立つ処置のテクニック、写真記録の撮り方まで、皮膚科、整形外科、形成外科のエキスパートが豊富な図・写真とともに詳述！
必読、必見の一書です！

2016年10月発売　オールカラー
定価（本体価格7,200円＋税）　B5判　202頁

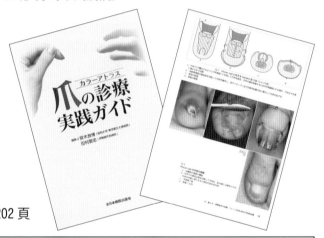

目　次

Ⅰ章　押さえておきたい爪の基本
＜解　剖＞
1. 爪部の局所解剖

＜十爪十色―特徴を知る―＞
2. 小児の爪の正常と異常
　―成人と比較して診療上知っておくべき諸注意―
3. 中高年の爪に診られる変化
　―履物の影響、生活習慣に関与する変化、ひろく爪と靴の問題を含めて―
4. 手指と足趾の爪の機能的差異と対処の実際
5. 爪の変色と疾患
　―爪部母斑と爪部メラノーマとの鑑別も含めて―

＜必要な検査・撮るべき画像＞
6. 爪部疾患の画像検査
　―X線、CT、エコー、MRI、ダーモスコピー―
7. 爪疾患の写真記録について―解説と注意点―

Ⅱ章　診療の実際―処置のコツとテクニック―
8. 爪疾患の外用療法
9. 爪真菌症の治療
10. 爪部外傷の対処および手術による再建
11. 爪の切り方を含めたネイル・ケアの実際
12. 腎透析と爪
13. 爪甲剥離症と爪甲層状分裂症などの後天性爪甲異常の病態と対応

＜陥入爪の治療方針に関するdebate＞
14. 症例により外科的操作が必要と考える立場から
15. 陥入爪の保存的治療：いかなる場合も保存的治療法のみで、外科的処置は不適と考える立場から

16. 陥入爪、過彎曲爪の治療：フェノール法を含めた外科的治療
17. 爪部の手術療法
18. 爪囲のウイルス感染症
19. 爪囲、爪部の細菌感染症
20. 爪甲肥厚、爪甲鉤彎症の病態と対処

Ⅲ章　診療に役立つ＋αの知識
21. 悪性腫瘍を含めて爪部腫瘍の対処の実際
　―どういう所見があれば、腫瘍性疾患を考慮するか―

コラム
A. 本邦と欧米諸国での生活習慣の差異が爪に及ぼす影響
B. 爪疾患はどの臨床科に受診すればよいか？
C. ニッパー型爪切りに関する話題

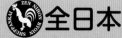全日本病院出版会　〒113-0033　東京都文京区本郷3-16-4　Tel:03-5689-5989
http://www.zenniti.com　Fax:03-5689-8030

2019-2020 日本医書出版協会・認定書店一覧

　日本医書出版協会では下記書店を医学書の専門店・販売店として認定しております。本協会認定証のある書店では，医学・看護書に関する専門的知識をもった経験豊かな係員が皆様のご購入に際して，ご相談やお問い合わせに応えさせていただきます。
　また正確で新しい情報を常にキャッチし，見やすい商品構成などにも心がけて皆様をお迎えいたします。医学書・看護書をご購入の際は，お気軽に，安心して認定店をご利用賜りますようご案内申し上げます。

■ 認定医学書専門店

＊医学書専門店の全店舗(本・支店，営業所，外商部)が認定店です。

北海道	東京堂書店	東　京	文光堂書店	愛　知	大竹書店	広　島	井上書店
	昭和書房		医学堂書店	三　重	ワニコ書店	山　口	井上書店
宮　城	アイエ書店		東邦稲垣書店	京　都	辻井書院	徳　島	久米書店
山　形	髙陽堂書店		文進堂書店	大　阪	関西医書	福　岡	九州神陵文庫
栃　木	廣川書店	神奈川	鈴文堂		ワニコ書店	熊　本	金龍堂
	大学書房	長　野	明倫堂書店	兵　庫	神陵文庫	宮　崎	田中図書販売
群　馬	廣川書店	新　潟	考古堂書店	奈　良	奈良栗田書店		
千　葉	志学書店		西村書店	島　根	島根井上書店		
東　京	明文館書店	静　岡	ガリバー	岡　山	泰山堂書店		

■ 認定医学書販売店

北海道	丸善雄松堂 ・札幌営業部	東　京	丸善雄松堂 ・首都圏医療営業部	愛　知	丸善雄松堂 ・名古屋医療営業部
	紀伊國屋書店 ・札幌本店		オリオン書房 ・ノルテ店	京　都	大垣書店 ・イオンモールKYOTO店
岩　手	東山堂 ・外商部 ・北日本医学書センター	神奈川	有隣堂 ・本店医学書センター ・書籍外商部医学営業課 ・医学書センター北里大学病院店 ・横浜駅西口店医学書センター	大　阪	紀伊國屋書店 ・梅田本店 ・グランフロント大阪店
宮　城	丸善 ・仙台アエル店				ジュンク堂書店 ・大阪本店
	丸善雄松堂 ・仙台営業部		丸善 ・ラゾーナ川崎店		MARUZEN&ジュンク堂書店 ・梅田店
秋　田	加賀谷書店 ・外商部	富　山	中田図書販売 ・本店 ・外商部 ・富山大学杉谷キャンパス売店	香　川	宮脇書店 ・本店 ・外商部 ・香川大学医学部店
福　島	岩瀬書店 ・外商センター ・富久山店	石　川	明文堂書店 ・金沢ビーンズ	愛　媛	新丸三書店 ・本店／外商部 ・愛媛大学医学部店
茨　城	ACADEMIA ・イーアスつくば店	福　井	勝木書店 ・外商部 ・福井大学医学部売店	高　知	金高堂 ・本店 ・外商センター ・高知大学医学部店
埼　玉	佃文教堂	静　岡	谷島屋 ・浜松本店 ・浜松医科大学売店		
東　京	三省堂書店 ・神保町本店			福　岡	丸善雄松堂 ・福岡営業部
	ジュンク堂書店 ・池袋本店		吉見書店 ・外商部		ジュンク堂書店 ・福岡店
	紀伊國屋書店 ・新宿本店新宿医書センター	愛　知	三省堂書店 ・名古屋本店 ・名古屋高島屋店	沖　縄	ジュンク堂書店 ・那覇店
	丸善 ・丸の内本店				

2019.01作成

一般社団法人 日本医書出版協会
https://www.medbooks.or.jp/

〒113-0033
東京都文京区本郷5-1-13 KSビル7F
TEL (03)3818-0160　FAX (03)3818-0159

整形外科最小侵襲手術ジャーナル　バックナンバー

19.1. 現在

＜2014 年＞

No. 70　2 月号　Editor/東邦大学 整形外科学講座教授　池上博泰

上腕骨近位端骨折の最小侵襲手術

No. 71　5 月号　Editor/済生会吹田病院院長　黒川正夫

肩関節内骨折に対する最小侵襲手術

No. 72　9 月号　Editor/神戸赤十字病院整形外科部長　伊藤康夫

脊椎・骨盤外傷の最小侵襲手術

No. 73　12 月号　Editor/高岡市民病院整形外科部長　中野正人

骨粗鬆症性椎体骨折治療のコツと pitfall

＜2015 年＞

No. 74　2 月号　Editor/慶應義塾大学専任講師　佐藤和毅

上腕骨小頭離断性骨軟骨炎に対する 最小侵襲手術の試み

No. 75　5 月号　Editor/岡山済生会総合病院 整形外科診療部長　今谷潤也

橈骨遠位端骨折に対する掌側ロッキングプレートの 合併症を回避するために

No. 76　9 月号　Editor/岡山大学病院 整形外科准教授　田中雅人

最小侵襲脊椎安定術 MISt の手術支援機器 ―Navigation/Computer assist―

No. 77　12 月号　Editor/奈良県立医科大学 スポーツ医学講座教授　熊井　司

外反母趾の低侵襲治療

＜2016 年＞

No. 78　2 月号　Editor/日本医科大学講師　南野光彦

手の骨折に対する最小侵襲手術―適応とコツ―

No. 79　5 月号　Editor/和歌山県立医科大学講師　中川幸洋

低侵襲脊椎手術の合併症と Revision Surgery

No. 80　9 月号　Editor/神奈川リハビリテーション病院 副病院長　杉山　肇

股関節鏡視下手術の最小侵襲手術

No. 81　12 月号　Editor/独立行政法人国立病院機構 弘前病院特別統括病院長　藤　哲

手・肘関節鏡視下手術の最小侵襲手術

＜2017 年＞

No. 82　2 月号　Editor/獨協医科大学整形外科学 主任教授　種市　洋

Lateral Interbody Fusion（LIF） ―我が国における現況と展望―

No. 84　9 月号　Editor/川崎医科大学 脊椎・災害整形外科学准教授　中西一夫

転移性脊椎腫瘍に対する最小侵襲脊椎安定術（MISt）

No. 85　12 月号　Editor/湘南鎌倉人工関節センター センター長　平川和男

MIS 股関節手術―最近の進歩―

＜2018 年＞

No. 86　2 月号　Editor/はちや整形外科理事長　蜂谷裕道

膝前十字靱帯損傷における 膝前外側支持組織の役割を再考する

No. 87　5 月号　Editor/国際医療福祉大学 医学部整形外科学主任教授　石井　賢

最小侵襲脊椎安定術 MISt の最前線

No. 88　9 月号　Editor/早稲田大学 スポーツ科学学術院教授　熊井　司

アスリートを支える低侵襲治療の実際

No. 89　12 月号　Editor/名古屋第二赤十字病院院長　佐藤公治

最小侵襲脊椎手術のための支援機器

> ※No. 73 まで定価 2,900 円＋税
> 　No. 74 から定価 3,200 円＋税

好評

イラストからすぐに選ぶ
漢方エキス製剤処方ガイド

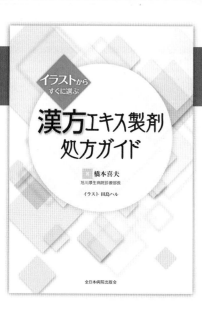

著：**橋本喜夫** 旭川厚生病院診療部長　イラスト：**田島ハル**
2018年4月発行　B5判　280頁　定価(本体価格 **5,500**円+税)

構成生薬は？ その効能は？
方剤選択のポイントは？ 重要な所見は？

これから漢方エキス製剤の処方を学びたい方でも、
イラスト、重要な生薬効能、そして全256症例の紹介で、
簡単に理解を深めることができます。
用語解説付きですぐに役立つ、すべての医師必携の一冊です！

目次（一部）

[1] 葛根湯
　　汗の出ない感冒，上半身の疼痛，上半身の炎症に使用せよ
[2] 葛根湯加川芎辛夷
　　蓄膿症や鼻閉感に使用すべき
[3] 乙字湯
　　痔疾患なら第一選択
[5] 安中散
　　胃の痛みや生理痛に使用すべし
[6] 十味敗毒湯
　　これといった特徴のない湿疹・蕁麻疹には第一選択
[7] 八味地黄丸
　　腎虚（老化）と思ったらまず第一選択に
　　……（全128製剤）
　　本書を読むために（理解を深めるために）
　　テクニカルターム（用語）解説
　　漢方エキス製剤索引・生薬名一覧

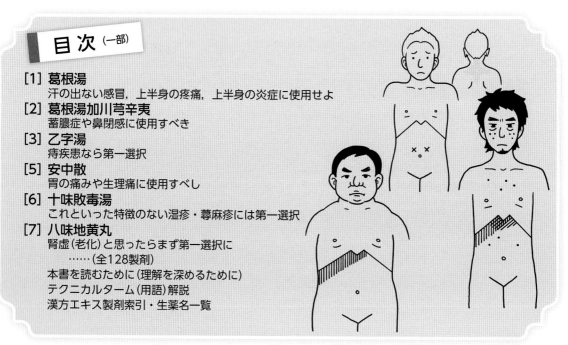

全日本病院出版会　〒113-0033　東京都文京区本郷 3-16-4　Tel:03-5689-5989
　　　　　　　　　　　http://www.zenniti.com　　　　　　　　　　　Fax:03-5689-8030

FAX による注文・住所変更届け

改定：2015 年 1 月

　毎度ご購読いただきましてありがとうございます．

　読者の皆様方に小社の本をより確実にお届けさせていただくために，FAX でのご注文・住所変更届けを受けつけております．この機会に是非ご利用ください．

◇ご利用方法

　FAX 専用注文書・住所変更届けは，そのまま切り離して FAX 用紙としてご利用ください．また，注文の場合手続き終了後，ご購入商品と郵便振替用紙を同封してお送りいたします．**代金が 5,000 円をこえる場合，代金引換便とさせて頂きます．**その他，申し込み・変更届けの方法は電話，郵便はがきも同様です．

◇代金引換について

　本の代金が 5,000 円をこえる場合，代金引換とさせて頂きます．配達員が商品をお届けした際に，現金またはクレジットカード・デビットカードにて代金を配達員にお支払い下さい(本の代金＋消費税＋送料)．(※年間定期購読と同時に 5,000 円をこえるご注文を頂いた場合は代金引換とはなりません．郵便振替用紙を同封して発送いたします．代金後払いという形になります．送料は定期購読を含むご注文の場合は頂きません)

◇年間定期購読のお申し込みについて

　年間定期購読は，1 年分を前金で頂いておりますため，代金引換とはなりません．郵便振替用紙を本と同封または別送いたします．送料無料，また何月号からでもお申込み頂けます．

　毎年末，次年度定期購読のご案内をお送りいたしますので，定期購読更新のお手間が非常に少なく済みます．

◇住所変更届けについて

　年間購読をお申し込みされております方は，その期間中お届け先が変更します際，必ずご連絡下さいますようよろしくお願い致します．

◇取消，変更について

　取消，変更につきましては，お早めに FAX，お電話でお知らせ下さい．

　返品は，原則として受けつけておりませんが，返品の場合の郵送料はお客様負担とさせていただきます．その際は必ず小社へご連絡ください．

◇ご送本について

　ご送本につきましては，ご注文がありましてから約 1 週間前後とみていただきたいと思います．お急ぎの方は，ご注文の際にその旨をご記入ください．至急送らせていただきます．2〜3 日でお手元に届くように手配いたします．

◇個人情報の利用目的

　お客様から収集させていただいた個人情報，ご注文情報は本サービスを提供する目的(本の発送，ご注文内容の確認，問い合わせに対しての回答等)以外には利用することはございません．

　その他，ご不明な点は小社までご連絡ください．

株式会社　全日本病院出版会　〒 113-0033 東京都文京区本郷 3-16-4-7 F
電話 03(5689)5989　FAX03(5689)8030　郵便振替口座 00160-9-58753

5,000円以上代金引換（ご利用方法参照）

FAX専用注文書（ご購入される書籍・雑誌名に○印と冊数をご記入ください）

○印	書籍名	定価	冊数
	足育学　外来でみるフットケア・フットヘルスウェア　**新刊**	¥7,560	
	ゼロからはじめる！ Knee Osteotomy アップデート	¥11,880	
	イラストからすぐに選ぶ　漢方エキス製剤処方ガイド	¥5,940	
	髄内釘による骨接合術—全テクニック公開，初心者からエキスパートまで—	¥10,800	
	Mobile Bearing の実際—40年目を迎える LCS を通して—	¥4,860	
	カラーアトラス　爪の診療実践ガイド	¥7,776	
	肘実践講座 よくわかる野球肘　肘の内側部障害—病態と対応—	¥9,180	
	創傷治癒コンセンサスドキュメント	¥4,320	
	複合性局所疼痛症候群（CRPS）をもっと知ろう	¥4,860	
	こどものスポーツ外来—親もナットク！このケア・この説明—	¥6,912	
	野球ヒジ診療ハンドブック	¥3,888	
	見逃さない！骨・軟部腫瘍外科画像アトラス	¥6,480	
	パフォーマンス UP！　運動連鎖から考える投球障害	¥4,212	
	肘実践講座 よくわかる野球肘　離断性骨軟骨炎	¥8,100	
	これでわかる！スポーツ損傷超音波診断 肩・肘＋α	¥4,968	
	達人が教える外傷骨折治療	¥8,640	
	図説 実践手の外科治療	¥8,640	
	アトラス きずのきれいな治し方 改訂第二版	¥5,400	
	肩こり，首・腰の痛みを自分で治す・予防する	¥2,376	
	ここが聞きたい！スポーツ診療 Q & A	¥5,940	
	骨折に伴う静脈血栓塞栓症エビデンスブック	¥4,104	
	絵でみる最新足診療エッセンシャルガイド	¥7,560	
	スポーツ医学常識のうそ	¥2,808	
	老いを内包する膝	¥5,940	

バックナンバー申込み（※特集タイトルはバックナンバー一覧をご参照ください）

オルソペディクス(Vol/No)：

整形外科最小侵襲手術 ジャーナル (No)：

メディカルリハビリテーション (No)：	ペパーズ (No)：

年間定期購読お申し込み

オルソペディクス Vol. No. から	最小侵襲手術ジャーナル No. から	メディカルリハビリテーション No. から
		ペパーズ No. から

TEL： （ ）	FAX： （ ）

ご住所	〒 －

フリガナ		
お名前	要捺印	診療科目

FAX 03-5689-8030 全日本病院出版会行

FAX 03-5689-8030

全日本病院出版会行

年　　月　　日

住 所 変 更 届 け

お 名 前	フリガナ	
お客様番号		毎回お送りしています封筒のお名前の右上に印字されております8ケタの番号をご記入下さい。
新お届け先	〒　　　　　都 道 　　　　　府 県	
新電話番号	（　　　　　）	
変更日付	年　　月　　日より	月号より
旧お届け先	〒	

※ 年間購読を注文されております雑誌・書籍名に✓を付けて下さい。

- ☐ Monthly Book Orthopaedics（月刊誌）
- ☐ Monthly Book Derma.（月刊誌）
- ☐ 整形外科最小侵襲手術ジャーナル（季刊誌）
- ☐ Monthly Book Medical Rehabilitation（月刊誌）
- ☐ Monthly Book ENTONI（月刊誌）
- ☐ PEPARS（月刊誌）
- ☐ Monthly Book OCULISTA（月刊誌）

FAX 03-5689-8030

全日本病院出版会行

Mobile Bearingの実際
―40年目を迎えるLCSを通して―

編集
小堀　眞（こぼり整形外科クリニック）
八木知徳（八木整形外科病院）
新垣　晃（豊見城中央病院）

進化を続けるインプラントの「今」を知る必読書！

Mobile Bearingを備えた初の人工膝関節インプラントとして世界に登場してから実に40年。インプラントの特徴、手術手技、動態解析から長期臨床成績まで、現在でも使われ続けているLCSを通しMobile Bearingについて徹底的に解説！

2017年5月発売
定価（本体価格4,500円＋税）B5判 124頁

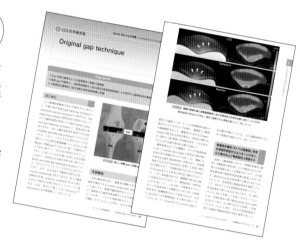

目　次

I章　LCSのインプラントデザイン
LCSのデザイン特徴・デザイン変遷
特徴的なパテラグルーブ
インプラントデザインとpopliteus tendon 損傷リスクの関係

II章　LCSの手術手技
Original gap technique
Offset saw captureを使用したLCS-TKAの手術手技
　―Offset saw captureの工夫：私の手術手技のコツ―
Conservative cut technique
Spacer blockとtensioning deviceなどによる術中gap評価
Osteotomy gapとcomponent gap
Gap techniqueにおける大腿骨および脛骨の回旋位
　―Mobile Bearingの有用性―

III章　LCSの動態解析
LCS APGの生体内動態解析
LCS RPの生体内動態解析
Mobile Bearing（LCS）のIn vivo動態解析

IV章　LCSの臨床成績
LCS多施設共同研究
　―SAMURAI Knee Study―
LCSセメントレスの臨床成績
膝蓋骨非置換LCS RPの長期臨床成績
　―可動域の推移および膝蓋骨の画像評価―
LCSの10年以上の長期臨床成績
　―労働・スポーツにも耐えられるか？―
LCSの10年以上の長期臨床成績
　―自験例による考察―

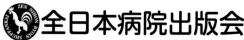

全日本病院出版会　〒113-0033　東京都文京区本郷3-16-4　Tel:03-5689-5989
http://www.zenniti.com　Fax:03-5689-8030

ピン・ボード

第 32 回日本臨床整形外科学会 学術集会・まほろば関西

会　期：2019 年 7 月 14 日(日)・15 日(月/祝)

会　場：神戸国際会議場・神戸商工会議所

会　長：田中　幸博(奈良県臨床整形外科医会／田中整形外科)

実行委員長：長谷川利雄(大阪臨床整形外科医会／長谷川整形外科医院)

学術委員長：山下　仁司(兵庫県整形外科医会／やました整形外科)

テーマ：「Never stop learning―原点回帰, 臨床医は一例に学ぶ―」
　　　　※詳細はホームページ(http://www.congre.co.jp/32jcoa/)をご覧ください.

運営事務局：株式会社コングレ九州支社内
　　　　〒 810-0001　福岡市中央区天神 1-9-17-11F
　　　　Tel：092-716-7116　Fax：092-716-7143
　　　　E-mail：32jcoa@congre.co.jp

次号予告

腱板広範囲断裂に対する肩関節温存手術

No.91（2019 年 5 月刊）

定価（本体価格 **3,200 円** ＋消費税）

＜Editorial＞……………………三幡　輝久
腱板断裂手術に役立つ肩の解剖…二村　昭元
腱板広範囲断裂のバイオメカニクス
　　─機能回復を得るために必要な知識─
………………………………………山本　宣幸
海外における肩関節温存手術……長谷川彰彦
鏡視下腱板修復術
　　─修復可能な腱板広範囲断裂─
…………………………………………船越　忠直
鏡視下肩上方関節包再建術………高橋　憲正
人工腱を用いた上方関節包再建術
…………………………………岡村　健司ほか
肩上方関節包再建術の工夫………高山　和政ほか
腱板広範囲断裂に対する筋前進術と
　　人工生体材料補強を行った修復術
………………………………………横矢　晋ほか
前上方腱板広範囲断裂に対する
　　鏡視補助下小胸筋移行術………山門浩太郎
腱板断裂術後リハビリテーション
………………………………………竹田　敦

編集委員

出沢　　明	土井　一輝
船山　　敦	蜂谷　裕道
橋詰　博行	長谷川　惇
平川　和男	今田　光一
石井　　賢	菊川　和彦
小西池泰三	熊井　　司
黒川　正夫	松末　吉隆
長岡　正宏	中井　定明
南野　光彦	夏山　元伸
西島雄一郎	大森　一生
奥津　一郎	佐々木　孝
佐藤　公治	杉山　　肇
田中　　正	種市　　洋
時岡　孝光	戸川　大輔
藤　　　哲	八木　省次
山門浩太郎	山中　一良
谷戸　祥之	吉田　宗人

（ABC 順）

整形外科最小侵襲手術ジャーナル（Journal of Minimally Invasive Orthopaedic Surgery）**No.　90**

2019 年 2 月 15 日発行
年 4 回（2・5・9・12 月の 15 日）発行

　　定価は表紙に表示してあります.
　　　　　Printed in Japan

ⓒ ZEN・NIHONBYOIN・SHUPPANKAI, 2019

発行者　末　定　広　光
発行所　　株式会社　全日本病院出版会
〒 113-0033 東京都文京区本郷 3 丁目 16 番 4 号 7 階
　　電話（03）5689-5989　Fax（03）5689-8030
　　郵便振替口座　00160-9-58753

印刷・製本　三報社印刷株式会社

・本誌に掲載する著作物の複製権・翻訳権・上映権・譲渡権・公衆送信権（送信可能化権を含む）は株式会社
　全日本病院出版会が保有します.
・ JCOPY ＜（社）出版者著作権管理機構　委託出版物＞
　本誌の無断複写は著作権法上での例外を除き禁じられています. 複写される場合は, そのつど事前に, （社）出
　版者著作権管理機構（電話 03-5244-5088, FAX 03-5244-5089, e-mail: info@jcopy.or.jp）の許諾を得てください.
・本誌をスキャン, デジタルデータ化することは複製に当たり, 著作権法上の例外を除き違法です. 代行業者等
　の第三者に依頼して同行為をすることも認められておりません.

広告取扱店　⒑日本医学広告社　　　電話（03）5226-2791